犬と猫の
臨床薬理
ハンドブック

監修 金田剛治　著 八木久仁子

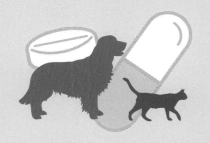

緑書房

ご注意

本書は、最新の獣医学的知見をもとに、細心の注意をもって記載されています。しかし獣医学の著しい進歩からみて、記載された内容がすべての点において完全であると保証するものではありません。実際の症例へ応用する場合は、各獣医師の責任と指示の下、注意深く行ってください。本書の記載による不測の事故に対して、監修者、著者、編集者ならびに出版社は、その責を負いかねます（株式会社 緑書房）。

はじめに

　薬は、現代のわたしたちの生活に深く入り込んできています。薬局やドラッグストアで買うことができますし、いまや一部の薬はコンビニエンスストアでも手に入れることができます。痛み止めや風邪薬、あるいはビタミン剤などをときどき購入して使っている人もいるでしょう。しかし、これらの薬がどのようにして効いているか、知っている人はどれくらいいるでしょうか。犬や猫と暮らしている家族にとって動物病院で処方される薬は、自分たちで使う薬よりもさらにわかりづらいかもしれません。

　また、薬の開発や販売は競争が激しく、新しい薬が生まれたり、特許が切れてジェネリック医薬品が登場したりするなど、めまぐるしく変化しています。動物病院で使われる薬も年を追うごとに増えてきています。それらの中には犬や猫専用の薬もありますが、多くは人用の医薬品です。このように数多い薬について、獣医師や動物看護師はきちんと理解し、臨床現場で生かす必要があります。

　これらのことをふまえて、本書『犬と猫の臨床薬理ハンドブック』はできるかぎり平易な言葉で解説を試みています。本書は、著者の八木久仁子先生が長年、動物看護専門学校の講義に使われてきたレジュメがもとになっています。「薬理学」というと難しそうですが、犬と猫の臨床現場でどのような薬が使われていて、それがどのように効くのか、わかりやすくコンパクトにまとめているため、学生にとっては学びやすく、なおかつ臨床現場での実用性を兼ね備えたものとなりました。

　臨床現場では通常、薬の一般名ではなく商品名が使われるので、本書では先行医薬品名を中心に商品名も併記しました。それぞれの薬は巻末の「薬の一覧表」で整理されているほか、索引からも探し出すことができます。章末の「演習問題」は、理解度の確認に役立つでしょう。

　本書を読んだ方が動物病院で使われる薬だけでなく自分が日常使っている薬にも興味を持ち、さらに薬を通して医療全般に関心を広げていただければ幸いです。

2016 年 7 月

日本獣医生命科学大学
金田剛治

犬と猫の臨床薬理ハンドブック

CONTENTS

はじめに 3

INTRODUCTION
薬を扱う、薬を知る 6
1. 薬を扱うために知っておきたいこと 6
2. 薬の情報を得るための方法 8

CHAPTER 1
薬理学の基礎 10
1. 薬理学とは 10
2. 薬と法令 11
3. 薬の作用 12
4. 薬の体内動態 15
5. 薬の投与方法 17
6. 薬の剤形 20
7. 用量と処方(調剤) 23
8. 薬に影響を及ぼす要因 24

CHAPTER 2
神経系に作用する薬 33
1. 神経の基本単位 33
2. 中枢神経系の解剖生理 33
3. 末梢神経系の解剖生理 33
4. 全身麻酔薬 35
5. 局所麻酔薬 39
6. 鎮静薬・催眠薬 40
7. 問題行動治療薬 42
8. 鎮痛薬 42
9. 抗てんかん薬 44
10. 交感神経作動薬と遮断薬 45
11. 副交感神経作動薬と遮断薬 48
   ＋column 生体内での情報伝達機構 53

CHAPTER 3
抗炎症薬 54
1. 炎症と抗炎症薬 54
2. ステロイド系抗炎症薬 56
3. 非ステロイド系抗炎症薬 58
4. ヒスタミンと拮抗薬 60

CHAPTER 4
循環器・血液系に作用する薬 63
1. 循環器系の解剖生理 63
2. 心不全 63
3. 強心薬 63
4. 血管拡張薬 65
5. 抗不整脈薬 66
6. 血液(止血と抗血栓)の薬 68
7. 抗貧血薬 71
   ＋column 血液細胞の発生 75
   ＋column 5つの白血球の種類と機能 76

CHAPTER 5
呼吸器系に作用する薬 77
1. 呼吸器系の解剖生理 77
2. 呼吸興奮薬 77
3. 鎮咳薬 78
4. 去痰薬 79
5. 気管支拡張薬 80

CHAPTER 6
泌尿器系に作用する薬 83
1. 泌尿器系の解剖生理 83
2. 利尿薬 85
3. その他の泌尿器薬 86

CHAPTER 7
消化器系に作用する薬　89
1. 消化器系の解剖生理　89
2. 潰瘍治療薬　89
3. 催吐薬と制吐薬　91
4. 下痢治療薬（止瀉薬）と下剤（瀉下薬）　93
5. 肝臓疾患の薬　96
6. 膵臓疾患の薬　97

CHAPTER 8
ホルモンとホルモン薬　99
1. ホルモンと内分泌　99
2. 甲状腺の薬　101
3. 糖尿病治療薬　102
4. 副腎皮質ホルモン　103
5. 性ホルモンと子宮収縮薬　104

CHAPTER 9
免疫機能に作用する薬　111
1. 免疫反応　111
2. 免疫抑制薬　112
3. 免疫増強薬　112
4. ワクチン製剤　113

CHAPTER 10
病原微生物に対する薬　115
1. 病原微生物　115
2. 抗菌薬　117
3. 抗真菌薬　121
4. 抗ウイルス薬　123

CHAPTER 11
抗悪性腫瘍薬　126
1. 腫瘍　126
2. 抗悪性腫瘍薬　127

CHAPTER 12
駆虫薬・殺虫薬　132
1. 寄生虫　132
2. 内部寄生虫駆虫薬　134
3. 外部寄生虫駆虫薬（殺虫薬）　137
＋ column　殺虫薬と中毒　137
＋ column　ペットと寄生虫　139

APPENDIX
薬の一覧表　141

演習問題解答　148
索引　150
おわりに　158
監修者・著者プロフィール　159
参考文献　159

本書について

重要な用語は**太字**に、
薬の名前や分類などは赤字になっています。
薬は、主に「一般名（商品名）：解説」の形式で記載し、
「薬の一覧表」（p.141〜147）にもまとめました。
なお、薬の情報は2016年7月現在のもので、
変更される場合があります。
臨床現場で利用する場合は十分注意をしてください。
薬の名前から探すときは、「索引」が便利です。
各章末には「演習問題」があります。
理解を深めるためにも、全問正解をめざして取り組みましょう。

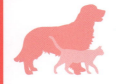

INTRODUCTION

薬を扱う、薬を知る

1. 薬を扱うために知っておきたいこと

［1］獣医師と動物看護師の役割

わたしたちは、病気になったときやケガをしたとき、病院に行って医師に診察や検査をしてもらい、治療を受けます。診断に必要な検査をする場合は臨床検査技師、放射線技師が担当し、看護師も治療に参加します。薬が処方される場合、医師が発行した処方せんを持って薬局に行くと、薬剤師が調剤し、服薬指導をしてくれます。人の医療ではこのような役割分担が法律で決まっています。

では、伴侶動物を扱う動物病院ではどうでしょうか？

動物病院において、**獣医師**と**動物看護師**はチームを組んで医療を行っていますが、法律で定められた公的資格者は獣医師だけです。動物病院では、獣医師は獣医師でありながら、臨床検査技師、放射線技師の仕事もしますし、薬剤師の仕事もします。動物看護師は2016年現在では公的資格ではないため、動物看護師としての仕事とともに、獣医師の監督下で獣医師の仕事をサポートします。

それでは、詳しい役割分担をみていきましょう。

［2］動物病院における薬と医療

(1) 薬の処方と管理の責任

薬局やドラッグストアで買う薬と違い、医師が患者の病状に応じて薬の調合と服用法を指示することを**処方**といいます。動物病院では、獣医師が処方を行います。

動物病院ではたくさんの薬が処方されますが、その中には麻薬など厳重に管理をしなくてはならないものもあります。動物病院では薬の管理責任は獣医師にあります。

とはいえ、薬を扱う動物看護師も薬についての知識をもち、管理のしかたを知っておく必要があります。

(2) インフォームド・コンセント

　手術などの治療を行う際に、医師が病状、治療方針を患者にわかりやすく説明して同意を得ることを**インフォームド・コンセント**あるいは**納得診療**といいます。治療に使う薬の説明もこの中に含まれます。動物病院においてインフォームド・コンセントは獣医師が行います。動物看護師も獣医師のインフォームド・コンセントをサポートすることができます。

　例えば、薬によっては健康にほとんど影響しない副作用として、便が軟らかくなるものや尿の色が変わるものがあります。また、ワクチンなど犬や猫を飼っている環境によって接種する種類が異なることがあります。薬のことをしっかり勉強していれば、動物看護師も家族の簡単な質問に正しく答えることができ、家族を早く安心させてあげられるでしょう。

(3) 調剤

　医師が発行した処方せんをもとに、薬剤師が医薬品を調製して患者や看護する人に出すことを**調剤**といいます。動物病院では調剤は獣医師が行い、その監督下で動物看護師がサポートします。動物病院で使う薬は犬や猫専用の薬は少なく、多くの場合人の薬を使っています。投薬しやすいよう錠剤を粉末にしたり、動物種によって用量を変更したりするため、手間のかかる調剤の仕事が多く、正しい計算力や調剤に関する知識が必要です。また、抗がん剤のように調剤や投薬の際に、手袋やマスクの着用が必要な薬もあります。これらの知識や技能を身につければ、獣医師のサポートを安全かつ適切に行うことができるでしょう。

(4) 服薬指導

　薬剤師が調剤した薬を患者や看護する人に適正に使用するために情報を示し、説明することを**服薬指導**といいます。動物病院では服薬指導は獣医師が行います。服薬指導は治療につながる薬の重要な情報ですから、正式な服薬指導は獣医師が行うべきです。ただし、家族が最初に受けた服薬指導の内容を忘れてしまったとき、あるいは処方された薬をうまく飲ませることができないなど、同じ説明をする場合は動物看護師が対応するケースがあるでしょう。また、家族がいま困っている状況は獣医師よりも家族の立場に近い動物看護師のほうが聞きやすいこともあるため、動物看護師が家族とのやり取りの中で服薬指導をする場面もよくみられます。

(5) コンプライアンスとノンコンプライアンス

　服薬指導で、家族が薬を動物に正しく服薬させていることを**コンプライアンス**といい、反対に服薬させていないことを**ノンコンプライアンス**といいます。ノンコンプライアンスの例としては、薬が飲ませられない(投薬の仕方がわからない、動物が薬を嫌がる、など)、薬を飲ませ忘れてしまった、見ための症状がよくなったので、家族が勝手に服薬を止めてしまった、などいろいろなケースがあります。このようなことがあるため、家族に薬をわたした後も服薬指導は終わりません。家族と十分なコミュニケーションを取ることができれば、ノンコンプライアンスを防ぐことができるでしょう。

　ただし、その際は、内容をカルテで確認し、獣医師に家族に話した内容も伝えるのを忘れてはいけません。獣医師と動物看護師の十分なコミュニケーションもコンプライアンスのためには大切です。

2. 薬の情報を得るための方法

　動物病院では、さまざまな薬(医薬品)を使って診断・治療を行っています。薬を正しく知ることは、正しい診断・治療を知ることにもつながります。

[1] 人の医療では

　人の医療では、病院で処方してもらった薬を薬局でもらうとき、「薬の名前」「薬の写真」「薬の効能」などが書かれた紙も一緒にもらいますが、これを**薬剤情報提供書**といいます。これによって、自分に処方された薬を知ることができます。

　医薬品に関する大きな情報を**医薬品情報**(DI：ドラッグインフォメーション)といい、医薬品の開発、製造、使用のあらゆる工程において存在します。人の医療では薬剤師などの専門家が、医薬品情報を必要としている人に対して目的に合わせて情報を集め、わかりやすいように内容をまとめて提供します。

　医療用医薬品添付文書(添付文書)は、各医薬品に付いているその医薬品の説明書です。医薬品に関する効能効果・用法用量、副作用が書いてある非常に重要な文書です。しかし、添付文書に記載された薬の使用目的(**適用**)以外の使用(**適用外使用**)やその医薬品の保存や粉砕した場合など物理化学的情報など十分な情報がないものもあります。

　医薬品インタビューフォーム(IF)は、添付文章ではわからない情報、薬理試験以外の非臨床試験の結果や、その医薬品の薬剤としての情報などいろいろな情報が詳しく書かれ、医薬品を薬剤師が評価する目的で提供されるものです。製薬企業に請求すれば手に入れることができます。

> memo　医療用医薬品添付文書には**禁忌**(きんき)に関する情報が記載されていることがあります。禁忌とは、その薬を使うことにより、病状が悪化したり副作用が起こりやすくなったり、薬の効果が弱まるなどといった理由で、ある条件にあてはまる患者には投与してはいけない、あるいは、ある条件にあてはまる薬とは併用してはいけないという意味です。

[2] 動物の医療では

　では、動物病院で動物看護師が病院で使用している薬について知りたいときにはどうすればいいでしょうか？

　院内の獣医師に確認することや、教科書を調べるのも1つの方法ですが、日本で発売されている動物用医薬品に関する情報は農林水産省管轄の**動物医薬品検査所**HPから調べることができます。

　しかし、動物病院では人用の医薬品を犬や猫に使用します（適用外使用）。人用の医薬品ですから、製薬企業が書いた犬や猫向けの添付文書やIFはないため、動物用に書かれた書籍などを調べます。最近では、民間の有料サービスですが**獣医療向けお薬データベース**も登場しています。また、化学物質や医薬品による急性中毒に関する情報は、**日本中毒センター**で調べることができます。

- **動物医薬品検査所**(無料)
  （農林水産省）http://www.maff.go.jp/nval/
- **獣医療向けお薬データベース**(有料)
  （ペットコミュニケーションズ株式会社）http://www.ahmics.com/service/v-mds/
- **日本中毒センター**(一部有料)
  （公益財団法人　日本中毒センター）http://www.j-poison-ic.or.jp/homepage.nsf

（2016年7月現在）

> memo　動物病院で犬、猫に人用あるいは牛・豚用の医薬品を使用することも**適用外使用**といいます。適用外使用は獣医師に認められていますが、医療過誤が起きた場合は、製造上の欠陥以外は獣医師が責任を取らなければならない可能性があります。

[注意] 本書に記載の用法も適用外使用が含まれています。

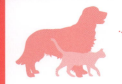

CHAPTER 1
薬理学の基礎

1. 薬理学とは

[1] 薬理学の分類と獣医薬理学

　薬理学は生物と化学物質の相互作用を研究する学問です。薬が生体に入るとどのように作用するのか(**効果発現機序**)を研究する**薬力学**、薬の生体への吸収、分布、代謝、排泄について研究する**薬物動態学**、薬の生体への投与方法や効果(有効性、安全性)、副作用の軽減などについて研究する**臨床薬理学**、薬(化学物質)が生体に及ぼす有害作用とその処置について研究する**毒性(中毒)学**などの専門領域があります。

　獣医薬理学は動物薬に関する薬理学です。薬が体内に入ったときの作用やそのしくみ(**作用機序**)は人と動物で基本的に差はありません。このため、実際に人のための薬の有効性や副作用の試験には動物が使用されます。ただし、動物種によって薬の使用法や副作用が違う場合もあり、臨床現場での使用には十分な注意が必要です。

[2] 薬と薬物治療

　薬(薬物)とは、生体に何らかの影響を与える化学物質すべてをいいます。その中で病気の治療などに有用なものを**医薬品**といい、生体に有害な作用を示すものを**毒物**といいます。しかし、両者は明確に区別をつけられるものではなく、同じ薬でも用量によっては有益な作用を示す場合と、有害な作用を示す場合があります。

　薬物治療は、薬の使用目的により、原因療法、対症療法、予防療法に分けられます。原因療法は病気の原因を取り除くため行われます。原因療法に使用する薬には、病原菌に対する**抗菌薬**や**抗真菌薬**、がん細胞を攻撃する**抗悪性腫瘍薬**などがあります。

　対症療法は、原因を取り除くことはできませんが、病状を取り除いたり緩和したりする目的で行われます。対症療法に使用する薬には、風邪をひいたときに用いる解熱鎮痛薬などがあります。

　予防療法は、病気の発現を予防するもので、予防療法に使用する薬には、健康なときに接種して病気の発症を予防するワクチンなどがあります。

2. 薬と法令

[1] 医薬品医療機器等法(薬機法)

正式名称を「**医薬品、医療機器等の品質、有効性及び安全性の確保等に関する法律**」といい、医薬品、医薬部外品、化粧品、医療機器について、その品質、有効性、安全性を確保するために制定された法律です。正式な略称は「医薬品医療機器等法」ですが、さらに簡略化して「**薬機法**」と呼ばれることもあります。

この法律は、医薬品の審査、再評価、**日本薬局方**の改定、医薬品の基準、医薬品の広告規制なども含んだ重要な行政の根拠となります。

日本薬局方とは医薬品の性状および品質の適正化を図るために、厚生労働大臣が定め公示した医薬品の規格を定め、かつそれらに対する試験の方法を記した公文書で、5年に1度改定されます。

[2] 処方せん医薬品とは

処方せん医薬品とは医薬品医療機器等法により規定され、これを購入するためには医師、歯科医師、獣医師による処方せんや指示が必要な薬です。処方せん医薬品には、麻酔・覚せい剤、毒薬・劇薬が含まれます。

なお、処方せんなしに購入できるものを**一般医薬品**といいます。

(1) 医薬品

人または動物の疾病の診断、治療、予防を目的として使用されるもので、厚生労働大臣により指定される**人体用医薬品**と、農林水産大臣により指定される**動物用医薬品**があります。動物用医薬品には**小動物医薬品**、**畜産用医薬品**、**水産用医薬品**などがあります。なお、動物病院で使う医薬品は犬や猫専用のものは少なく、人用の医薬品を多く使っており、一部は牛や豚用の医薬品も利用されています。

医薬品は用途により、**治療薬**、**診断薬**、**予防薬**に分けられます。治療薬は、疾病の治療に用います。診断薬は、診断を目的に用いる薬で、腎性尿崩症の診断に使うバソプレシンなどが挙げられます。予防薬は疾病の発生を予防する目的で使用され、各種ワクチンなどがこれにあたります。

(2) 麻薬・覚せい剤

モルヒネ、コカインなど**天然麻薬**、ヘロインなど**半合成麻薬**、フェンタニルやケタミンなどの**合成麻薬**は「**麻薬及び向精神薬取締法**」で、アンフェタミンやメタンフェタミンなどの覚せい剤は「**覚せい剤取締法**」で、それぞれ規制されています。小動物の短時間麻酔に使用するケタミンや末期がんの痛みの緩和に用いるフェンタニルなどの薬は、麻薬取扱免許を受けた獣医師の厳重な管理のもとに使用することができます。

(3) 毒薬・劇薬 (表1-1)

毒性が強いものを**毒薬**、劇性が強いものを**劇薬**として厚生労働大臣が指定する医薬品です。劇薬には日常的に臨床で使用される薬品も多く含まれます。

毒性や劇性の強さは、投与すれば半数が死に至る**半数致死量**(Lethal Dose, 50%：**LD$_{50}$** とも書く)で表します。

表1-1　毒薬と劇薬の違い

	毒　薬	劇　薬
半数致死量 (LD$_{50}$)	・経口投与で 30 mg/kg 以下 ・皮下投与で 20 mg/kg 以下 ・静脈内投与で 10 mg/kg 以下	・経口投与で 300 mg/kg 以下 ・皮下投与で 200 mg/kg 以下 ・静脈内投与で 100 mg/kg 以下
主な薬剤	ツボクラリン、ベタネコールなど。	アトロピン、クロルプロマジン、チオペンタール、フェノバルビタール、ブトルファノール、ジヒドロコデインなど。
直接の容器または被包への表示	黒地に白枠・白字をもってその品名および「毒」の文字を記載。	白地に赤枠・赤字をもってその品名および「劇」の文字を記載。
保　管	ほかのものと区別して鍵のかかる場所に貯蔵、陳列する。	ほかのものと区別して貯蔵、陳列する。

3. 薬の作用

[1] 薬と受容体

多くの薬は、生体内の特定の**受容体**(レセプター)に結合して薬理作用を発現します。受容体には細胞膜の受容体と細胞内の受容体があり、多くの薬は**細胞膜受容体**に結合します(図1-1a)。**ステロイドホルモン**などは細胞膜を通過し、細胞質に存在する受容体(**細胞質内受容体**)、あるいは核に存在する受容体(**核内受容体**)に結合します(図1-1b)。また細胞膜には**イオンチャネル**(イオンの通り道)があり、薬の中には特定のイオンチャネルに結合してイオンの出入りを制御することで薬理作用を発現させるものがあります(図1-1c)。

薬(あるいは化学物質)が受容体に結合するとその立体構造が変化し、細胞内情報伝達物質(**セカンドメッセンジャー**)を介して情報が酵素に伝えられ、細胞の構造が変化することで生理反応が起きます。セカンドメッセンジャーとは、受容体活性化に反応して増減し、タンパク質のリン酸化やイオン濃度の変化を起こして、最終的な生理反応の引き金を引く物質のことです。

受容体を介さない薬としては、亜硝酸薬(ニトロ製剤)があります。ニトロ剤と呼ばれる血管拡張薬は受容体には作用せず細胞内のグアニル酸シクラーゼに直接作用してこれを活性化させ、cGMP(細胞内の信号伝達に関わる分子)を増加させることにより血管が弛緩します。

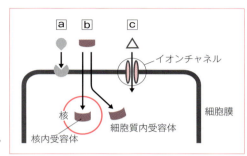

図 1-1　薬と受容体
a：細胞膜上の受容体に結合する多くの薬。
b：ステロイドホルモン、甲状腺ホルモンなど。
c：イオンなど(イオンチャネルを通過)。

[2] 細胞膜受容体の分類

細胞膜受容体には **GTP 結合タンパク質連結型**、**イオンチャネル内蔵型**、**チロシンキナーゼ型** の 3 タイプがあります。

(1) GTP 結合タンパク質連結型

GTP 結合タンパク質とは、細胞内の信号伝達にも関与するグアノシン三リン酸 (GTP) に結合するタンパク質の総称で、多くの受容体が GTP 結合タンパク質連結型です。細胞膜を 7 回貫通するものを **7 回膜通過型** ともいいます。

受容体に作動薬が結合すると GTP 結合タンパク質が活性化し、さまざまな酵素が活性化もしくは抑制され、セカンドメッセンジャーが増減し、薬の作用が現れます。

(2) イオンチャネル内蔵型

ニコチン受容体、$GABA_A$ 受容体などがこのタイプで、受容体に作動薬が結合すると細胞膜にチャネル(通路)が開き、細胞の外から細胞内へナトリウムや塩素といったイオンを透過させます。これにより、さまざまな薬理作用を発現させます。例えば、抗てんかん薬として用いられているジアゼパムなどのベンゾジアゼピン系の薬やバルビツール酸系の薬は $GABA_A$ 受容体と結合して塩素イオンを調節し神経の興奮を抑える働きがあります。

(3) チロシンキナーゼ型

インスリン受容体などがこのタイプで、受容体自身に酵素活性があります。

[3] 作動薬と拮抗薬

作動薬はある受容体に結合して、固有の生理反応を引き起こす物質です。**拮抗薬**はある受容体に結合して、固有の生理反応を引き起こさない物質です。拮抗薬が受容体に結合している間はその受容体に作動薬は結合できないため、拮抗薬は作動薬の作用を阻止します。

[4] 薬の分類

薬は作用や機能などからさまざまな分類のしかたがあります。

(1) 機能面からみた薬理作用による分類

興奮作用と**抑制作用**があります。興奮作用は生理機能を上昇、促進、増強させます。アドレナリンが心機能を亢進させるのは興奮作用によります。抑制作用は生理機能を低下、抑制、阻止させます。麻酔薬や鎮静薬が中枢神経を抑制するのは抑制作用によるものです。

(2) 治療面による分類

主作用と**副作用**があります。主作用とは治療目的にかなった作用です。副作用とは治療目的に関係なく望ましくない作用です。例えば、モルヒネの鎮痛作用は主作用ですが、呼吸抑制作用は副作用です。

(3) 作用部位による分類

局所作用と**全身作用**があります。適用部位にのみ作用が発現する場合を局所作用といい、体全体に作用が発現する場合を全身作用といいます。一般に点眼薬や外用薬、局所麻酔薬などは、局所に限定して薬効を示しますが、注射薬や経口薬は吸収され血液を介して全身に作用します。

(4) 作用の重点性による分類

選択作用と**非選択作用**があります。特定の器官、病原、微生物、細胞など作用を及ぼす標的が特定されている場合は選択作用といい、生体の細胞全体に作用する場合は非選択作用といいます。例えば、ヨードは甲状腺に集中する選択作用があり、イソプロテレノールは心臓だけでなくすべてのアドレナリンβ受容体に結合する非選択的作用があります。

4. 薬の体内動態

薬が生体へ入った後、どのように吸収、分布、代謝、排泄されるのでしょうか。こうした生体内での薬の動きを**体内動態**といいます。

投与された薬は直接または消化管から吸収され、肝臓を経て血中に入ります。その後、標的器官や標的組織に到達して薬理作用を示します。また、肝臓では代謝を受け、血液から腎臓、尿へと排泄されたり、胆汁とともに消化管に分泌され糞便中に排泄されます。

[1] 吸収

多くの薬は水溶性で弱酸性か弱塩基性であるため、体液中では一部は**解離型**（イオン）、残りは**非解離型**（分子）の状態にあります。解離型の薬は水溶性が高く脂溶性は低いため、細胞膜を通過しにくくなります。また、非解離型の薬は水溶性が低く脂溶性は高いため、細胞膜を通過しやすくなります。

薬が血液中に入るまでの過程は、投与方法や剤形により異なります。例えば経口投与の場合は、口→消化管→門脈→肝臓→後大静脈→心臓→体循環という経路をたどります。消化管で吸収され門脈を介して肝臓に入り、薬の一部が代謝されます。そのため全身にいきわたるのは投与された薬のすべてではありません。これを**初回通過効果**といいます。

また、経口投与された薬が血液中に到達する割合を**生体内利用率**といいます。この値が小さくなるほど初回通過効果が大きいことを意味します。

[2] 分布

薬は血液中から組織に分布して作用を発揮します。

組織での血流量、薬の特性や血漿タンパクとの結合性により組織への分布は影響を受けます。血漿タンパクと結合している薬を**結合型薬物**、していないものを**遊離型薬物**といいますが、薬理作用を発現したり代謝や排泄をされるのは遊離型のみです。

特定の組織に移行しやすいものもあります。例えば、ヨードは甲状腺に、全身麻酔は脂質の多い中枢神経に移行しやすい性質を利用した薬剤です。

中枢神経や胎子（児）へ薬の移行を規制する特殊なバリアに、**血液脳関門**、**血液胎盤関門**があります。

血液脳関門は、内皮細胞とグリア細胞が毛細血管を取り囲み、間質液への薬の移行を制限しています。血液胎盤関門は、数層の細胞層が母体と胎子（児）との血液循環を分断しています。

[3] 代謝

　薬は未変化のまま排泄されるものもありますが、大部分は**代謝**あるいは生体内変化を受け体外へ排出されます。薬物代謝にかかわる酵素は特に肝臓に多く、肝臓が薬物代謝の主要な場となっています。

　脂溶性の高い薬は、糸球体で濾過されても尿細管で再吸収されてしまうので、尿中にはほとんど排泄されません。そのため脂溶性の薬の多くは、肝臓において**第Ⅰ相反応**と**第Ⅱ相反応**の2段階で代謝されます。

(1) 第Ⅰ相反応

　酸化、還元、加水分解によって**官能基**が増加します。肝細胞の滑面小胞体に存する酵素チトクロームP450（CYP）が主要な働きをします。

(2) 第Ⅱ相反応

　ミクロソームでの抱合（**グルクロン酸抱合**）、非ミクロソームでの抱合（**硫酸抱合、グリシン抱合、アセチル化、アミノ酸抱合**）があり、これらによって親水性の分子が産生されます。

> **memo**　抱合能には質的にも量的にも動物種差があり、例えば猫はグルクロン酸抱合ができません。犬はアセチル化、豚では硫酸抱合が、それぞれできません。一方、草食獣は抱合能が高くなっています。

[4] 排泄

　薬とその代謝物の多くは腎臓から尿中へ排泄されますが、肺、唾液腺、汗腺、乳腺などから体外へ出ていく場合もあります。腎臓の糸球体から濾過されたり尿細管から分泌された薬のうち、脂溶性のものは尿細管で再吸収されて体の中へ戻ります。また、肝臓から胆汁中に移行した薬や代謝物では、糞便に排泄されるものと**腸肝循環**により再吸収されるものがあります。腸肝循環は、十二指腸に分泌された胆汁が、小腸で吸収され門脈を経て再び肝臓に戻る循環です。

> **memo**　猫ではジギタリスは腸肝循環するので、蓄積毒性を生じやすいのが特徴です。

5. 薬の投与方法

薬の投与方法には全身作用を期待する**全身投与**と、投与部位での作用を期待する**局所投与**があります。全身投与には、**経口投与、非経口投与**(注射など)があり、局所投与としては、**動脈内投与、皮膚投与、粘膜投与**(坐剤など)などがあります。

投与方法にはそれぞれ特徴があります。利点や欠点、注意点などを把握しておきましょう(**表1-2** も参照)。

表1-2　投与方法による比較

作用発現の速さ	静脈＞吸入＞筋肉＞皮下＞経口
作用持続時間	経口＞皮下＞筋肉＞静脈
投与量(必要量)	経口＞皮下＞筋肉＞静脈
大量投与が可能な投与法	静脈、皮下、腹腔内
刺激性のある薬に適さない投与法	経口、皮下、腹腔内

(1) 経口投与(内服)

経口投与(**PO**；略語一覧は p.19 参照)された薬の大部分は小腸粘膜から吸収され、門脈を経由して肝臓に達し全身にいきわたります。口腔、胃、大腸から吸収されるものもあります。脂溶性の薬は特に吸収されやすい特徴があります。

利点としては、簡単で安全性が高いこと、作用がゆるやかで持続性があり、経済的であることなどが挙げられます。欠点としては、効果発現が遅いこと、消化管や肝臓で生体内変化を受けやすいこと、食事により薬の吸収が影響を受けることなどが挙げられます。例えば、ストレプトマイシンは胃腸から吸収されないため、経口投与は適さず、通常は筋肉注射が用いられます。また、胃酸で影響を受けやすい薬を、カプセルで保護した**腸溶錠**として用いることがあります。

(2) 静脈内注射(投与)

静脈内注射(**IV**)された薬の全量が短時間で全身循環に入るので、急速に強い効果が現れます。

利点としては、作用発現時間が最も短く、初回通過効果(p.15 参照)を受けずに高い血中濃度を得られること、脂溶性・難溶性を除き、刺激性薬物も投与可能であること、大量投与ができることなどが挙げられます。欠点としては、作用の持続時間が短いことです。

(3) 筋肉内注射(投与)

筋肉内注射(IM)では、薬は筋肉に分布する毛細血管により吸収され全身へと循環します。

利点としては、作用の発現が速いこと、乳剤・混濁液にすることで吸収を遅らせ持続時間を調節できることなどが挙げられます。欠点としては、大量投与できないこと、注射部位に痛みがあることなどが挙げられます。

大腿部位に注射する場合、坐骨神経を損傷しないよう注意が必要です。

(4) 皮下注射(投与)

皮下注射(SC)された薬は毛細血管から吸収されますが、皮下は筋肉や腹腔に比べて毛細血管密度が低いので、吸収は遅くなります。

利点としては、簡単で安全性が高いこと、大量投与が可能であること、効果が持続するすることなどが挙げられます。欠点としては、吸収が遅いこと、刺激性薬物は疼痛があり投与できないことなどが挙げられます。

極度の脱水がある場合、皮下の毛細血管循環量が減少し、吸収が悪くなるので注意が必要です。

(5) 腹腔内注射(投与)

腹腔内注射(IP)は、静脈内投与のしにくいエキゾチック小動物に対して用いられます。筋肉内投与より効果発現は速いですが、門脈血流から肝臓に入るため、初回通過効果を受ける可能性があります。

(6) 心臓内注射(投与)

心臓内注射(IC)は、体外より心腔内に直接に長い針で薬を注射することをいいます。心停止などの際に心臓蘇生の1つとして行われます。

(7) 動脈内注射(投与)

動脈内注射(IA)では、その動脈が分布する領域の臓器や器官に直ちに移行します。牛など大動物臨床でしばしば使用されている投与方法です。

(8) 吸入法

吸入法は、ガス状(気体)の薬を吸入することにより、肺胞上皮細胞および気管支粘膜から速やかに吸収され全身へと作用します。霧状の薬を気道に局所適用することもあります。

利点としては、吸収が迅速で作用の発現が速いこと、調節性に優れていることなどが挙げられます。欠点としては、特別な装置が必要なことが挙げられます。

(9) 粘膜投与

脂溶性の高い薬は、口腔粘膜や直腸粘膜などから速やかに吸収されます。口腔粘膜適用の例として、ニトログリセリン舌下錠などが挙げられます。ニトログリセリン舌下錠は口腔粘膜より吸収され、肝臓を通過せずに血液に入り全身にいきわたります。

直腸内投与では、体温で融解する場合と水分で融解する場合があり、直腸の血流は門脈を経由せず全身循環に到達するため、初回通過効果を受けません。内服できない場合や内服不適の薬に有益な投与方法です。坐剤が**粘膜投与**にあたります。

(10) 皮膚投与

軟膏やクリーム剤を皮膚に塗布し、局所に作用させることを目的とします。

[2] 処方せんでの指示

処方せんでは投与方法、投与回数、**剤形**(p.20参照)などが略語で記載されることが多いため、よく使われるものは覚えておきましょう(**表1-3**)。

表1-3 処方せんで使用される略語一覧

略語	意味	略語	意味
PO	経口投与	SID、q24h	1日1回
SC	皮下投与	BID、q12h	1日2回
IM	筋肉内投与	TID、q8h	1日3回
IV	静脈内投与	QID、q6h	1日4回
IP	腹腔内投与	EOD、q48h	1日おきに1回(隔日)
IC	心臓内投与	/head	1頭あたり
IA	動脈内投与	cap	カプセル
		tab	錠剤

※これらの略語の多くはラテン語や英語に由来します。

6. 薬の剤形

薬剤（医薬品）の形態を**剤形**といいます。医薬品製剤は本来医薬品の形を使用・適用に合わせて調製したものなので、剤形はそれに応じて多種多様です。また、1つの医薬品製剤は通常、有効成分（**主薬**）としての薬（1種または2種以上）のほかに、製剤を物理・化学的に安定させる目的で各種の成分を含んでいます（図1-2）。ここでは主に**内服薬**、**注射薬**、**外用薬**（図1-3）について説明します。

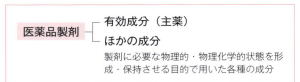

図1-2 剤形の構成

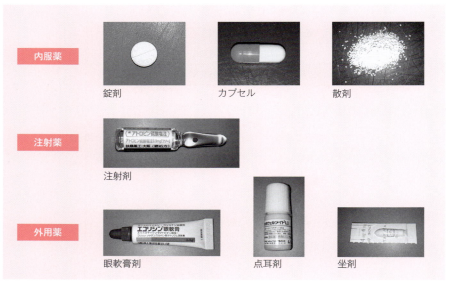

図1-3 剤形の例

CHAPTER 1 薬理学の基礎

[1] 内服薬（内用薬）

　口から飲む（経口）薬のことを**内服薬**または**内用薬**といい、主なものに**錠剤**、**散剤**、**カプセル剤**、**液剤**などがあります。

（1）錠剤

　錠剤は粉末や顆粒を圧縮してつくられたもの（**素錠**）ですが、製剤によっては独特の味が舌に残ってしまいます。これを避けるために、表面を加工した**糖衣錠**や**フィルムコーティング錠**があります。

　また、内服後消化管でゆっくり吸収される**徐放錠**や胃内では崩れず、腸で壊れて吸収される**腸溶錠**などがあります。多くの錠剤は消化管から吸収されますが、特殊なものでは舌で溶けて口腔粘膜から吸収される**舌下錠**などがあります。

> memo　動物病院では、人用の錠剤を使う場合はピルカッターなどの器具を用いて分割して処方することがあります。

（2）散剤

　薬を粉末状にした製剤です。散剤より大きな粒の製剤を**顆粒剤**といいます。

> memo　犬は体重2 kgくらいのチワワから、80 kg近いセントバーナードまで大きさがさまざまですから、散剤の場合、投与量が調製しやすいので便利です。しかし、必ずしもすべての医薬品に散剤があるわけではなく、また製剤によっては独特の味があるので犬、猫が飲むのを嫌がるケースもあります。

（3）カプセル剤

　液状、懸濁状、糊状、粉末状または顆粒状などの薬をゼラチンでできたカプセルにつめた製剤です。苦味などの味がある薬でも投与することができるので便利ですが、のどや食道にくっつきやすいので、水との服用が必要になるケースがあります。

（4）液剤

　薬を液状にした製剤です。散剤と同じく投与量を調製しやすい製剤で、心臓疾患に使われる**ジギタリス製剤**など甘味や芳香を加えた**エリキシル剤**（アルコールで主薬を溶けやすくした透明の液状薬）や**シロップ剤**（糖類や甘味料を加えた粘稠の懸濁液が多い）があります。

[2] 注射薬

注射薬は注射器や**輸液**(**点滴**)用器具を使って皮膚内や皮膚もしくは粘膜を通して体内に投与する薬です。**水性**、**非水性**、**懸濁性**、**乳濁性**、**固形性**の製剤があります。筋肉注射用、静脈注射用、輸液用などに使い分けられ、投与方法が限定されている製剤もあります。

[3] 外用薬

外用薬は皮膚、目、外耳など患部に直接塗布する製剤です。**軟膏剤**、**リニメント剤**、**貼布剤**、**坐剤**、**点眼薬**、**眼軟膏剤**があります。軟膏剤、リニメント剤は皮膚に塗布する製剤です。そのほかに、点鼻薬、点耳薬などがあります。人の医療でよく使用される貼布剤は、犬や猫など毛の多い動物にはほとんど使用されません。

(1) 軟膏剤

皮膚用製剤ですが、半固形状のため、毛の多い箇所の皮膚には塗布しづらいという欠点があります。

(2) リニメント剤

皮膚用製剤ですが、通常液状または泥状で、毛の多い箇所の皮膚にも塗布しやすいという利点があります。

(3) 坐剤

薬を一定の形にしたもので、肛門や膣に適用する固形の製剤です。患部を局所的に治療するものや、直腸粘膜から吸収され全身循環に入るものもあります。

(4) 点眼薬

溶液、懸濁液または使用するたびに固形剤を溶液に溶かして使う製剤です。眼の保護または感染症に用います。適用時に眼に違和感がないので使いやすいですが、薬が眼に留まる時間が短いので治療のためには1日に複数回点眼しなくてはなりません。

(5) 眼軟膏剤

点眼用の軟膏剤です。眼の保護または感染症治療などに用います。適用時に眼に違和感があるで眼を掻いて傷つけないように注意する必要がありますが、薬が眼に留まる時間が点眼薬より長いので、点眼薬より適用回数が少なくてすみます。

7. 用量と処方（調剤）

[1] 用量

治療効果を現す量を**有効量**、中毒症状を発現させる量を**中毒量**、死に至る量を**致死量**、通常治療に使用される成人量を**薬用量**といいます。

薬は、最小有効量より高く、最小中毒量より低い範囲で投与しなければなりません（図 1-4）。

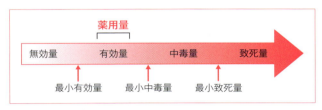

図 1-4　薬の投与量と作用

[2] 処方（調剤）

(1) 薬の投与量の計算

薬の投与量の計算は、臨床現場において非常に重要です。薬用量は動物種や求める薬効によっても異なり、体重あたりの薬用量（抗がん剤の場合には体表面積あたりの薬用量）、体重（体表面積）、使用回数（例えば 1 日 2 回など）、投与日数などから必要な薬の量を算出します。小動物の場合には錠剤を分割して使用する場合もあります。薬の計算でよく使用する単位を表 1-4 に示します。

表 1-4　質量と体積の単位

質　量
1 kg＝1,000 g
1 g＝1,000 mg
1 mg＝1,000 μg
0.001 kg＝1 g
0.001 g＝1 mg
0.001 mg＝1 μg

体　積
1 L＝10 dL＝1,000 mL
1 mL＝1 cc＝1,000 μL

(2) 薬の希釈

主薬の薬用量が小さい場合、あらかじめ希釈されていたり、希釈して用いたりすることがあります。これらは**重量容積パーセント**、**重量パーセント**、**用量パーセント**で表されます。

重量容積(w/v)% は溶液 100 mL 中の溶質の g 数で、固体を液体に溶かした注射剤や点眼点鼻薬に用いられます。**重量(w/w)%** は 100 g 中の g 数で、固体を固体で希釈する散剤の際の表現です。薬用量が数 mg のような医薬品は秤量が難しいため、乳糖やデンプンなどで希釈した倍散が利用されています。10 倍散とは、10 倍に希釈した散剤です。**用量(v/v)%** は溶液 100 mL 中の溶質の g 数で、液体を液体で希釈してある液剤の希釈倍率です。200 倍液とは、原液に溶媒を加えて 200 倍の溶液としたもので、容量％で表現すると 0.5％ということになります。

8. 薬に影響を及ぼす要因

[1] 薬物相互作用

2 種類以上の薬を同時に使用すると、互いに作用を増強したり打ち消しあったりする場合があります。併用により作用が増強する場合を**協力作用**といい、効果の強化や薬の用量を減らすことができるので副作用の軽減が期待できます。併用により作用が減弱または消失する場合を**拮抗作用**といい、中毒治療、副作用の軽減に応用されます。

[2] 年齢差よる影響

若齢や高齢の動物で注意すべき点は、薬の作用が強く現れる場合があるということです。新生子(児)と高齢では、その生理的差異により薬物動態や薬力学的作用も異なるため、年齢に応じた処方が必要となります。

(1) 新生子(児)

消化管粘膜の透過性が高く、薬の吸収速度が速いのが特徴です。血漿タンパク量が低いため、遊離型の薬が多く作用が強く出やすくなり注意が必要です。肝臓の酵素活性が低く、腎機能も未発達なため、薬の代謝や排泄も不十分です。脳重量の体重比が大きく、血液脳関門も未発達なため、薬の脳内分布が大きくなります。

(2) 高齢

　胃酸分泌機能の低下、消化管粘膜の吸収能力の低下で、薬の吸収速度が遅いのが特徴です。血漿タンパク量が低いため、遊離型の薬が多く作用が強く出やすくなり注意が必要です。肝臓の容積が小さくなっており、腎機能も低下しているため薬の代謝や排泄が不十分です。加齢により脂肪が増大して細胞内液が減少するため、脂溶性薬物が蓄積しやすくなります。

[3] 性差による影響

　人を含む多くの動物種では、雌雄間での薬に対する影響も考えなければなりません。妊娠した雌に投与する場合は、胎子（児）に対する影響も考える必要があります。

[4] 種差による影響

　動物種により薬物代謝酵素や感受性に違いがあるため、同じ薬でも作用の強さや持続時間などが異なる場合があります。

> memo　例えば犬に使われる解熱鎮痛薬アスピリンや抗真菌薬のグリセオフルビンなどは、グルクロン酸抱合能がない猫では代謝が遅く毒性が強く出てしまいます。また、犬のなかでも犬種によって差が出るような場合もあります。注射麻酔薬チオペンタールは雑種犬よりもハウンド系の犬で血中濃度が高くなり、覚醒に時間がかかるので使用には注意が必要です。注射麻酔薬であるケタミンは、グルクロン酸抱合能がない猫では肝臓で代謝されないので、犬より長く麻酔作用が続きます。また、人の風邪薬や鎮痛薬によく入っているアセトアミノフェンはグルクロン酸抱合能がない猫は中毒を起こすので使用できません。

[5] 個体差による影響

　薬に対する感受性には個体差がみられる場合も多くあります。

[6] 身体の状態による影響

　肝障害のある動物では、薬の代謝が遅れ作用の増強がみられます。腎機能低下状態にある動物では、腎臓からの排泄が低下し薬物作用の増強がみられます。

[7] 心理的な影響

　薬の効果は患者の心理状態に著しく影響されます。例えば、デンプンや乳糖など本来薬理作用をもたない物質（**偽薬、ダミードラッグ**）を、薬であるかのように使用すると、条件によっては治療効果が現れます。これを**プラセボ効果**といいます。不眠、乗り物酔い、喘息など心理的効果で症状が左右されやすい病状に対して、薬物依存を防止する目的で利用されます。また逆に、有効な薬が心理的影響で効果が減弱したり、悪心や頭痛などマイナスのプラセボ効果が生じることもあります。

> memo　プラセボ効果は、「薬を飲んでいる」という安心感が効果を示すと考えられてきたので、言葉のわからない乳児や動物では起きないと思われてきました。しかし、犬の分離不安症において、本物の薬とただのビタミン剤を偽薬として別々におやつに入れて与えた実験では、本物の薬とビタミン剤の両方で症状が緩和するというプラセボ効果が確認されました。「気持ち」と「身体」の関係性は動物でも大きいといえるでしょう。

[8] 薬物アレルギー

　薬物アレルギーとは、薬によって生じるアレルギーの総称です。薬は分子量が小さく、それ自体**アレルゲン（抗原）**とはなりませんが、タンパク質などの高分子物質と結合することでアレルゲンとなり、免疫過敏反応を引き起こします。

　薬物アレルギー反応は、ワクチンや抗菌薬を2回目以降に接種や投与をした場合に発現し、投与量、薬理作用には関係ありません。皮膚症状や嘔吐、元気消失など軽度な場合と、血圧低下やけいれんなど**アナフィラキシーショック**に至る場合とがあり、その薬の拮抗薬でも症状は緩和されません。

　治療目的以外の薬による作用や、過剰投与で現れる副作用は薬物アレルギーではありません。

[9] 耐性

　薬の連用によりその効果が低下することを**耐性**といい、**代謝耐性、組織耐性、交差耐性**が挙げられます。

　反復投与により代謝酵素が誘導され、薬の代謝が促進されることを**代謝耐性**といいます。**フェノバルビタール**は**チトクローム P450（CYP）**などの代謝酵素を誘導する作用が強く、繰り返し投与により肝臓代謝が亢進して耐性を生じることが知られています。

　一方、受容体が減少し薬への感受性が低下することを**組織耐性**といいます。例えば、β受容体に作動薬が作用し続けると細胞膜上の受容体が細胞内に移動して膜上の受容体数が減少し（**ダウンレギュレーション**）、作用が減弱します。

　ある薬で耐性を示すと、それと化学構造が類似した薬にも耐性を示すことを**交差耐性**といい、アルコール耐性を示すとエーテル麻酔がかかりにくくなるなどはその例です。

　短時間に発現した急性の脱感受性現象を**タキフィラキシー（脱感作）**といいます。エフェドリンの反復静脈内注射による血圧上昇反応の減弱などがあります。

CHAPTER 1　演習問題

[薬と法令]
問題 1　劇薬指定されている成分ではないものを1つ選びなさい。
①ウルソデオキシコール酸
②ブトルファール
③フェノバルビタール
④ジヒドロコデイン
⑤アトロピン

問題 2　「麻薬及び向精神薬取締法」で規制されている薬を1つ選びなさい。
①プロポフォール
②ケタミン
③キシラジン
④イソフルラン
⑤メデトミジン

問題 3　「麻薬及び向精神薬取締法」で規制されていない薬を1つ選びなさい。
①フェンタニル
②アンフェタミン
③モルヒネ
④コカイン
⑤リドカイン

[薬の体内動態]
問題 4　経口投与された薬の体内動態について、正しいものを1つ選びなさい。
①口→消化管（胃・小腸など）→門脈→肝臓→後大静脈→心臓→体循環
②口→消化管（胃・小腸など）→門脈→後大静脈→肝臓→心臓→体循環
③口→消化管（胃・小腸など）→後大静脈→門脈→肝臓→心臓→体循環
④口→消化管（胃・小腸など）→後大静脈→心臓→体循環→肝臓→門脈
⑤口→消化管（胃・小腸など）→肝臓→門脈→後大静脈→心臓→体循環

▶解答は P.148 へ。

問題 5　薬の生体内変化について、誤っているものを1つ選びなさい。
①チトクローム活性は反芻草食動物のほうが肉食動物より高い。
②薬は肝臓で代謝され親水性が増す。
③猫はグリシン抱合能を欠く。
④フェノバルビタールは CYP を誘導する。
⑤グルクロン酸抱合はミクロソーム酵素による代謝である。

問題 6　皮下投与された薬の体内動態について、正しいものを1つ選びなさい。
①皮膚→真皮→毛細血管→静脈→心臓
②筋肉→筋肉内の血管→静脈→心臓
③皮下織→粘膜→静脈→心臓
④消化管粘膜→門脈→肝臓→静脈→心臓
⑤皮下織→毛細血管→静脈→心臓

問題 7　薬の体内動態に関する記述について、誤っているものを1つ選びなさい。
①薬が初回通過効果を受けない場合、生体内利用率は低くなる。
②薬には、肝臓から胆汁に移行し、腸管内に排泄されるものもある。
③タンパク質に結合している薬は、腎臓で糸球体から濾過されない。
④脂溶性の低い薬は、血液脳関門を通過しにくく、中枢神経に到達しにくい。
⑤脂溶性の高い薬は、腸肝循環しやすい。

[薬の投与方法]
問題 8　薬の投与方法を吸収の速い順に並べたものを、1つ選びなさい。
①経口投与＞皮下投与＞筋肉内投与＞静脈内投与
②経口投与＞皮下投与＞静脈内投与＞筋肉内投与
③皮下投与＞経口投与＞静脈内投与＞筋肉内投与
④静脈内投与＞筋肉内投与＞皮下投与＞経口投与
⑤筋肉内投与＞皮下投与＞経口投与＞静脈内投与

問題 9　薬の投与方法について、正しいものを1つ選びなさい。
①皮下や筋肉に注射された薬は、毛細血管より吸収される。
②緊急治療の場合は経口投与が適する。
③刺激性のある薬を投与する場合は、皮下注射が適する。
④筋肉内投与はほかの投与方法に比べ、大量の薬を投与できる。
⑤坐剤とは、口腔内に使用する外用薬のことである。

問題 10 薬の投与方法について、誤っているものを1つ選びなさい。
①経口投与では、消化液や食物残渣または肝臓の代謝により、薬剤の効果が減弱しやすい。
②極度の脱水がある場合や抗がん剤も、皮下投与なら安全に実施することができる。
③静脈内投与が、最も高い血中濃度を得ることができる。
④同一薬であっても、投与法が異なると安全性や薬効量も変わる。
⑤筋肉内投与では、注射部位によっては末梢神経の損傷を起こす可能性があるため、注意が必要である。

問題 11 初回通過効果を受ける投与方法について、正しいものを1つ選びなさい。
①舌下投与
②直腸内投与
③経皮投与
④吸入投与
⑤経口投与

問題 12 次の記述のうち、誤っているものを1つ選びなさい。
①初回通過効果の高い薬は、経口よりも注射で与えたほうがよい。
②血液中では多くの薬がアルブミンと結合しており、結合していない遊離薬物が薬理作用を現す。
③薬理作用を持たない乳糖などが治療上有効な作用を示すことを、プラセボ効果という。
④脂溶性の薬は、水溶性の薬よりも吸収されやすい。
⑤坐剤として直腸内に適用された薬は、すべて肝臓を通ってから体循環に入る。

[用量と処方(調剤)―注射剤の計算]

問題 13 体重が8 kgの犬に、注射剤(50 mg/mL)を薬用量10 mg/kgで投与する場合、何mL必要か。

問題 14 体重が5 kgの猫に、注射剤(50 mg/mL)を薬用量5 mg/kgで投与する場合、何mL必要か。

問題 15 体重が4 kgの猫に、バイトリル®注射液(50 mg/mL)を薬用量5 mg/kgで投与する場合、何mL必要か。

▶解答はP.148へ。

問題 16 体重が 4 kg の猫の去勢手術の麻酔に、解離性麻酔薬ケタミン（500 mg/10 mL）を薬用量 4 mg/kg で用いる場合、何 mL 必要か。

問題 17 体重 6 kg の犬に、ペニシリン系抗菌薬アモキシシリン粉末 1 g を 10 mL 生理食塩液に溶かした注射液を、薬用量 10 mg/kg で注射する場合、何 mL 必要か。

問題 18 注射薬ドミトール®（10 mL 中メデトミジン 10 mg を含む）がある。メデトミジンの薬用量は、犬の鎮静の場合 0.06 mg/kg、猫の鎮静の場合 0.02 mg/kg である。体重が 10 kg の犬、体重 5 kg の猫にはそれぞれ何 mL 必要か。

問題 19 インスリン製剤レギュラー（R）を 30 IU/mL、30 G、1 目盛り 1 IU のインスリンポンプを用いて糖尿病の猫（体重 6 kg）に筋肉注射を実施する場合、薬用量が 0.5 IU/kg では何目盛りまで吸えばよいか。

問題 20 ある薬の原液を 15 倍希釈して 150 mL 溶液をつくる場合、原液は何 mL 必要か。

問題 21 ある注射液を生理食塩液で希釈して 10％溶液を 200 mL つくる場合、生理食塩液は何 mL 必要か。

[用量と処方（調剤）―内服薬の計算]

問題 22 体重が 8 kg の犬に錠剤 A（40 mg）を薬用量 5 mg/kg で 1 日 1 回、7 日間投与する場合、何錠必要か。

問題 23 体重が 5 kg の猫に薬用量 2 mg/kg、1 日 2 回、12 日間投与する場合、20 mg の錠剤が何錠必要か。

問題 24 止瀉薬（抗下痢剤）ベルベリンは 50 mg の錠剤がある。体重 10 kg の犬に薬用量 5 mg/kg で 1 日 2 回 3 日間処方する場合、何錠必要か。

問題 25 リレキシペット®錠には 300 mg のセファレキシンが含まれる。体重が 5 kg の犬に薬用量 20 mg/kg で処方する場合、1 回投与あたりの錠剤の分割の大きさを答えよ。

問題 26 気管支の薬テオドール®は 50 mg の錠剤がある。体重が 2.5 kg の犬に薬用量 10 mg/kg で 1 日 2 回 6 日間処方する場合、全部で何錠必要か。

問題 27 体重が 8.5 kg の犬にフロセミド（20 mg）を 1/2 錠、1 日 2 回、PO、8 日分として処方するためには何錠が必要か。

問題 28 体重が 10 kg の犬に 1 回の薬用量が 10 mg/kg の薬 A を粉剤として処方する。薬 A は製剤 1 g 中に 250 mg 含まれる。このときの 1 回投与あたりの粉剤量は何 g か。

問題 29 ラリキシン®ドライシロップ小児用 100 g 瓶には、セファレキシン（セフェム系抗菌薬）が 20％含まれる。このラリキシン®粉 1 g 中には何 mg のセファレキシンが入っているか。また、このラリキシン®粉を体重 5 kg の膿皮症の犬にセファレキシン 40 mg/kg、1 日 2 回として 8 日間処方するには、何 g 必要か。

［用量と処方（調剤）─輸液の計算］

問題 30 外袋に「1 mL＝60 滴」と表示のある輸液ラインを使用して自然落下で 1 時間あたり 20 mL の点滴を行う場合、投与のスピードは何秒に 1 滴と設定すればよいか。

問題 31 体重が 6 kg の犬に自然落下にて 1 時間あたり 30 mL/kg の皮下点滴を行った場合、外袋に「1 mL＝20 滴」と記載のある輸液ラインを用いると、点滴のスピードは何秒に 1 滴となるか。

問題 32 「1 mL＝60 滴」と表示された輸液ラインを用いて、12 時間で 300 mL を点滴する場合の投与速度は 1 分間に何滴となるか。

問題 33 「1 mL＝60 滴」の表示がある輸液ラインを用いて 12 時間で 180 mL 静脈点滴を行う場合、投与速度は 1 分間に何滴となるか。

▶解答は P.148・149 へ。

[薬に影響を及ぼす要因]

問題 34 薬の耐性に関する記述として、正しいものを1つ選びなさい。
①薬を長期連用し、その効果が高まる現象を耐性という。
②短時間に耐性が発現することを、アナフィラキシーという。
③エーテルとアルコールでは、交差耐性が生じることがある。
④バルビツール酸誘導体を反復投与すると、受容体のダウンレギュレーションが起こる。
⑤耐性は、薬物代謝の抑制により起こる。

問題 35 薬理についての記述として、正しいものを1つ選びなさい。
①薬の効果は、犬と猫では同一である。
②薬の主な代謝部位は、膵臓と脾臓である。
③薬の作用には雌雄差はない。
④薬用量は、老齢動物でも幼若動物でも体重によって同一でなければならない。
⑤抗がん剤の投与量は、動物の体表面積に基づいて決められるものがある。

問題 36 次の記述のうち、誤っているものを1つ選びなさい。
①病気を治療するための本来の目的に合致した作用を、主作用という。
②腎障害がある動物では、正常動物よりも薬の効果が長く続く可能性がある。
③薬を投与した際に現れる治療目的以外の作用は、すべて有害事象である。
④薬の組み合わせにより、その動態や効果に影響を及ぼすことを相互作用という。
⑤薬物中毒の治療には、薬の拮抗作用が利用される。

▶解答は P.149 へ。

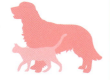

CHAPTER 2
神経系に作用する薬

1. 神経の基本単位

神経系は**中枢神経系**と**末梢神経系**に分かれており（図2-1）、基本単位である**ニューロン（神経細胞）**によって情報のやりとりがなされています。ニューロンは細胞体、樹状突起、神経線維（または軸索）からなり、電気的興奮による**伝導**が行われます。**シナプス**は、ニューロンとニューロンの接続部分で、**シナプス間隙**があり化学物質による**伝達**が行われます。

2. 中枢神経系の解剖生理

中枢神経系は**脳**と**脊髄**からなります。

[1] 脳と脳神経

脳（図2-2）は、大脳、小脳、間脳、脳幹からなります。大脳は皮質または灰白質（新皮質、旧皮質）と、髄質または白質からなり、脳幹は中脳、橋、延髄からなります。

脳からは**脳神経**が出ています。脳神経は主に頭部に分布する12の神経のことです。

[2] 神経伝達物質

中枢神経系では、興奮性と抑制性の制御機構がバランスを保って中枢の機能を調節しています。主な興奮性の神経伝達物質としては**アセチルコリン（ACh）**、**グルタミン酸**、**セロトニン**、抑制性の神経伝達物質としては**グリシン**、**γ-アミノ酪酸（GABA）**が挙げられます。

3. 末梢神経系の解剖生理

末梢神経系は**体性神経系**と**自律神経系**からなります。

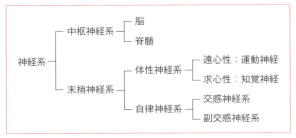

図 2-1　神経系の分類

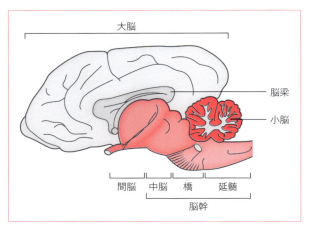

図 2-2　脳の模式図
（文献 2 より引用改変）

[1] 体性神経系

体性神経系は、随意運動を調節するための運動神経(**遠心性神経線維**)と、痛覚や触覚などの情報を伝達する知覚神経(**求心性神経線維**)からなります。

[2] 自律神経系（図 2-3）

自律神経系には、**交感神経系**と**副交感神経系**があります。

(1) 交感神経系

交感神経は、運動や興奮、ストレスなど環境の急な変化に、各器官をすばやく対応させます。化学伝達物質はノルアドレナリン(**NA**)などカテコールアミン類です。そのため交感神経作動薬のことを**アドレナリン作動薬**、交感神経遮断薬のことを**アドレナリン拮抗薬**ともいいます。

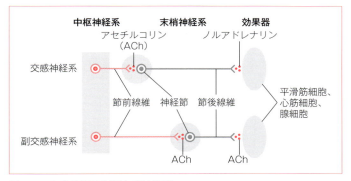

図 2-3　交感神経系と副交感神経系
（文献 2 より引用改変）

(2) 副交感神経系

　副交感神経は、食後の消化吸収、睡眠など、緩徐な恒常性を保ちます。主な化学伝達物質はアセチルコリン（ACh）です。そのため副交感神経作動薬のことを**コリン作動薬**、副交感神経遮断薬のことを**コリン拮抗薬**、**抗コリン薬**などともいいます。

(3) 自律神経系の神経路

　自律神経系では、中枢神経を出たニューロン（**節前線維**）は必ず神経節で次のニューロン（**節後線維**）に交代してから支配器官に達するという特徴をもっています。1本の神経線維でダイレクトに到達することはありません。この中継地点である神経節での伝達物質は、交感神経でも副交感神経でもアセチルコリン（ACh）です。

4. 全身麻酔薬

　全身麻酔薬は可逆的、つまりもとの状態に戻せるように意識や感覚を消失させる薬です。全身麻酔下では中枢神経機能が抑制され、意識や痛覚を消失させるとともに、反射も抑制され筋弛緩を起こすので、手術の実施が容易となります。
　また、全身麻酔を施す前に、麻酔の導入、維持および麻酔に伴う有害反応を軽減するために使用する薬を、**麻酔前投与薬**といいます（表2-1）。麻酔前投与薬は、その目的により組み合わせて用います。
　全身麻酔薬には**吸入麻酔薬**と**注射麻酔薬**がありますが、その説明に入る前に、全身麻酔の経過についてみていきましょう。

表 2-1　麻酔前投与薬

目　的	分　類	代表薬
不安の軽減と鎮静化	抗不安薬*	ジアゼパム
	抗精神病薬*	クロルプロマジン ハロペリドール
鎮痛	鎮痛薬	ブトルファノール
	α_2 アドレナリン作動薬	キシラジン メデトミジン
筋弛緩	α_2 アドレナリン作動薬	キシラジン メデトミジン
	骨格筋遮断薬	ツボクラリン
気道・唾液の分泌を抑制 消化管の弛緩 自律神経反射の鈍化	副交感神経遮断薬 （抗コリン薬）	アトロピン
嘔吐などの副作用軽減	抗精神病薬*	クロルプロマジン
麻酔薬投与量を減らす	抗精神病薬*	クロルプロマジン
	抗不安薬*	ジアゼパム
	種々の注射麻酔薬	プロポフォール チトゾール
麻酔の導入を速やかにする	抗精神病薬*	クロルプロマジン

＊：抗不安薬、抗精神病薬は動物薬としては鎮静薬(p.40)に含まれます。

[1] 全身麻酔の経過

　麻酔は、大脳→小脳→脊髄→延髄へと順に作用します。また、その経過は以下の4期に分類されています。全身麻酔の経過に伴いさまざまな変化も現れます。

第1期：麻酔導入期。意識、知覚が消失します。
第2期：興奮期。下位中枢に対する上位中枢の抑制が解除されることにより、外観上興奮を示します。
第3期：外科手術期。以下の4相に分類されます。
　　第1相：軽麻酔期。反射の多くは残ります。
　　第2相：反射消失、筋弛緩、眼球運動消失、瞳孔縮小、呼吸はやや浅くなります。
　　第3相：血圧や体温が低下してきます。
　　第4相：腹式呼吸のみとなります。瞳孔は散大しています。
第4期：呼吸麻痺期。呼吸は最終的に抑制され停止します。同時に血圧も著しく低下し死に至ります。

[2] 吸入麻酔薬

　吸入麻酔は、麻酔薬を気化した麻酔ガスを酸素と混合して、気管チューブやマスクによって吸わせることで肺胞から血流に吸収させるものです。気化器の目盛りによって麻酔深度を調節しやすく、麻酔ガスの吸収供給を停止した後、動物は短時間で覚醒します。

　吸入麻酔薬の中枢神経系に対する抑制作用は、肺→血液→中枢神経と薬が移行することで生じます。吸入麻酔薬の効力は**最小肺胞濃度** minimum alveolar concentration（**MAC**）で比較します。MACの値が小さい薬は、濃度が小さくても麻酔作用が働き効力が強いといえます。また、肺胞から肺循環への移行を示す**血液／ガス係数**が大きいと、組織での解離が進まず、導入と覚醒に時間がかかります（表2-2）。

表2-2　代表的な吸入麻酔薬の麻酔力・即効性の比較

吸入麻酔薬	MAC（ED_{50}の肺胞濃度）	血液／ガス係数	その他の特徴
笑気ガス（N_2O）	大	極小	筋弛緩なし
エーテル	中	大	引火性あり
ハロタン	小	中	肝毒性あり
イソフルラン	小	小	

麻酔力：MAC（最小肺胞濃度）が小さいほど麻酔力が強くなります。ED_{50}：50％有効濃度。
即効性：血液／ガス係数は溶解度が高いと平衡になりにくく、溶解度が小さいほど麻酔が速く効きます。

- **エーテル**：揮発性麻酔薬。古くから用いられてきましたが、引火して爆発する可能性があるため、現在では使用されません。
- **ハロタン（フローセン®）**：麻酔作用は強力だが肝毒性、血圧低下や低体温、**アドレナリン**の併用で不整脈を生じるなど種々の副作用があります。また、麻酔器のゴムに吸収されたり金属を腐食したりするので注意が必要です。
- **イソフルラン（フォーレン®ほか）**：麻酔導入が急速かつスムーズで覚醒時間も短いため、獣医領域でよく用いられます。十分な骨格筋弛緩作用があります。体内でほとんど代謝されないため、長時間使用でも肝毒性や腎毒性がなく安全です。

> memo　独特のにおいがあり動物が嫌がるので、ほかの麻酔薬で導入後に使用します。

- **セボフルラン（セボフレン®）**：イソフルランより新しい**ハロゲン化エーテル系麻酔薬**です。
- **亜酸化窒素（笑気ガス、N_2O）**：血液／ガス係数が低く麻酔の導入は速いのですが、麻酔作用は弱くなります。鎮痛作用は強いのですが筋弛緩作用はありません。80％のN_2Oと酸素を混合してもMACに達しないため、単独では使用せず、ほかの麻酔薬とともに補助的に用います。

[3] 注射麻酔薬

　注射麻酔薬は、**低用量**では鎮静、催眠薬として利用されますが、麻酔作用を得るために用量を上げると、呼吸など生命維持に必須の機能が抑制されやすくなります。そのため、鎮静剤、吸入麻酔薬、筋弛緩薬などを併用して投与量を減らす必要があります。

　なお、強力な神経遮断薬と鎮痛薬を静脈内投与することで、意識があるまま周囲に無関心な状態と無痛を得る方法を**神経遮断性鎮痛（ニューロレプト麻酔）**といいます。神経遮断薬である向精神薬ドロペリドールと麻薬性鎮痛薬フェンタニルの併用で、ケタミンのような解離性麻酔薬を投与したときと似た状態を得られます。簡単な手術や処置の際に用いられる手法です。

- 塩酸ケタミン（ケタラール®）：手術、検査、処置時の全身麻酔、吸入麻酔の導入に使用されます。作用時間は短く、主に大脳皮質に作用し、旧皮質と新皮質のバランスが崩れ解離感覚が引き起こされます（**解離性麻酔薬**）。2007（平成19）年に**麻薬**に指定され、取り扱いには免許が必要となりました。麻酔下の動物は目を開いたままの、**カタレプシー**状態（四肢の硬直）になります。鎮痛作用は体性痛＞内臓痛で、筋弛緩作用がないため、ベンゾジアゼピン誘導体やキシラジンなどと併用します。

> **memo**　猫はケタミンから覚醒する際に錯乱する（テニス・マッチ・キャットという）ことがあるため刺激しないようにします。

- プロポフォール（プロポフォール®）：超短時間型のアルキルフェノール系麻酔薬で、中枢GABAを賦活します。成分に卵黄レシチンと大豆油が含まれ、防腐剤が添加されていないため、取り扱いは無菌的でなければならず、使用期限も非常に短くなります。作用の発現と覚醒が早く、作用時間も短いのが特徴です。鎮痛作用はほとんどなく、呼吸抑制に注意が必要です。犬や猫の吸入麻酔の導入薬として広く使用されています。
- アルファキサロン（アルファキサン®）：超短時間作用型の**神経ステロイド系麻酔薬**で、プロポフォールやバルビツレートと同様に中枢GABAを賦活します。メデトミジンとブトルファノールを前投与すると、使用量が減量できます。

　バルビツレート（バルビツール酸誘導体）にはペントバルビタール、チオペンタール、チアミラールがあります。すばやく中枢神経に分布し、その後ゆっくり脂肪組織に再分布し、その間体外には排出されません。低用量で鎮静、睡眠薬としても使用します。

> memo　肥満動物に使用する際、はじめに中枢に高濃度に分布してしまうため、あらかじめ用量を減らします。また、脂肪組織の少ない犬種（ハウンド系）では中枢の濃度低下に時間がかかるため使用しません。

- ペントバルビタール（ソムノペンチル®）：短時間作用型バルビツレートで、呼吸抑制が現れやすいのが特徴です。
- チオペンタール（ラボナール®）：超短時間作用型バルビツレートです。
- チアミラール：超短時間作用型バルビツレートです。

> memo　チアミラールはサイトハウンド種の犬には禁忌です。

5. 局所麻酔薬

　局所麻酔薬は、局所に作用して神経の刺激伝導を可逆的に遮断し、痛覚を一時的に抑制する薬です。手術部位が限局しており、全身麻酔が不要な場合や、覚醒させておく必要性のある場合、また全身麻酔が危険な場合などに用いられます。作用機序としては、細胞膜の内側からNaチャネルを抑制し、活動電位の伝導を可逆的に遮断します（**膜安定化作用**）。主な局所麻酔法には以下の5つがあります。

① **表面麻酔**：粘膜、角膜、創傷面などに塗布します。
② **浸潤麻酔**：注射で局所組織に浸潤させます。
③ **伝達麻酔**：神経幹周囲に薬を注射し、その末梢側を麻痺させます。
④ **脊髄麻酔**：クモ膜下腔に注射し脊髄神経根を遮断するもので、**腰椎麻酔**ともよばれます。
⑤ **硬膜外麻酔**：脊髄硬膜外に注射し、脊髄神経根を遮断します。

　南米原産のコカの葉に含まれるコカインは、植民地時代に重労働の疲労を忘れ、感覚を麻痺させるために使用されていました。これが局所麻酔薬のはじまりです。しかし連用依存性があり、毒性が強いため現在では使用されていません。コカインの化学構造をもとに、プロカインなど多くの局所麻酔薬が合成されています。
　なお、局所麻酔薬の作用発現速度を表す数値に「**pKa**」（薬の酸解離指数）があります。この値が体液のpHに近いと非解離型が多くなり生体膜を通過しやすくなります。例えば、炎症部位は浸出液のため酸性に傾き、薬は解離型が増えて効果が低下します。

- プロカイン：浸潤麻酔、伝達麻酔、硬膜外麻酔に適応します。エステル型で効果は短く、pKa8.9 で発現が遅いため、表面麻酔には不向きです。
- リドカイン（キシロカイン®）：表面麻酔、浸潤麻酔、伝達麻酔、脊髄麻酔、硬膜外麻酔に適応します。アミド型で効果が長く、pKa7.9 で発現が速いことが特徴です。

2種類の薬を併用することでメリットが得られるものもあります。例えば、リドカイン（キシロカイン®）にアドレナリン（ボスミン®）を添加することで、アドレナリンの血管収縮作用でリドカインの吸収を遅らせ、効果持続時間を長くするとともに、リドカイン濃度の上昇による毒性を防ぐことができます。

6. 鎮静薬・催眠薬

鎮静薬は動物を静穏にする目的で用いられ、人では一般に不眠症の治療薬として用いられています。低用量の睡眠薬で鎮静が起きるので鎮静・睡眠薬として一括されます。

[1] バルビツレート（バルビツール酸誘導体）

GABA 受容体に作用し、中枢神経における抑制系の増強と、興奮の抑制を起こします。低用量で鎮静・催眠、高用量で麻酔の作用があり、催眠薬の用量では呼吸循環に対してほとんど影響しません。肝臓での代謝酵素を誘導し、反復投与で**耐性**が生じます。バルビツレート間でも**交差耐性**（投与された薬だけでなく、似た化学構造をもつ薬でも耐性が生じること）があります。

- フェノバルビタール：作用の持続時間は6時間以上と長く、**長時間型睡眠薬**に分類されます。大脳の、特に運動皮質を抑制するため**抗けいれん作用**を有し、てんかん発作を長時間にわたってコントロールします。肝臓で代謝されるため長時間用いると肝臓に負担がかかるので、定期的な血中濃度と肝機能モニターが必要です。また、チトクローム P450 などの**薬物代謝酵素**を増加させてしまうため、ほかの薬剤の血中濃度を低下させてしまうこともあります（**酵素誘導**）。

> memo　猫はフェノバルビタールの代謝能が低いので、犬への投与量の半分程度にします。

- アモバルビタール：作用の持続時間は3～6時間で**中時間型睡眠薬**に分類されます。フェノバルビタールより蓄積の可能性が低く安全です。

[2] ベンゾジアゼピン誘導体

GABA受容体を増強するため鎮静、抗不安、筋弛緩作用があり、高用量で血圧低下が起きます。全身麻酔の導入のほか、抗けいれん薬（発作が持続するてんかん重積状態の際の緊急治療薬）としても使用されます。拮抗薬にフルマゼニル（アネキセート®）があります。

- ジアゼパム（セルシン®、ホリゾン®）：筋弛緩作用があり、猫で食欲増進効果もあります。
- ニトラゼパム（チスボン®）：ジアゼパムより作用時間が短く、筋肉内注射も可能です。ほかにミダゾラム（ドルミカム®）などがあります。

[3] α_2 アドレナリン作動薬

鎮静作用、鎮痛作用、筋弛緩作用があります。さまざまな処置・検査のために単独で使用したり、全身麻酔導入に効果的である。特に猫において高い割合で嘔吐を起こします。また、徐脈を示します。用量の増加は鎮静効果を増強するものではなく、効果の持続時間を延長します。

拮抗薬として、アチパメゾール（アンチセダン®、アチパメ®）があります。

- キシラジン（セラクタール®）：猫の興奮を助長することがあります。
- メデトミジン（ドミトール®、ドルベネ®）：犬や猫で広く使用されています。

[4] 神経遮断薬

神経遮断薬は、主にドパミン受容体（D2受容体）を遮断し、強力な中枢抑制により静穏化します。人では統合失調症の治療に、動物では攻撃性を抑制する目的で使用します。

(1) フェノチアジン誘導体

- クロルプロマジン（ウインタミン®）：中枢神経に作用するため、てんかんのある動物には使用できません。副作用として、血圧低下や眼球への影響があります。
- アセプロマジン：車の酔い止めに使用したり、麻酔前投与としてブトルファノールと併用します。副作用として、特に猫で狂騒状態になったり、長期連用で角膜混濁など眼球に障害を引き起こすことがあります。

(2) ブチロフェノン誘導体

- ドロペリドール（ドロレプタン®）：強力な鎮静作用と制吐作用があり、麻酔前投与薬として使用します。
- ハロペリドール、アザペロン：交感神経遮断薬です。

7. 問題行動治療薬

　犬の**分離不安症**の治療補助薬として、人のうつ病の治療薬が使用されます。うつ病の治療では、神経終末での**モノアミン**の代謝や、再取り込みの阻害により抗うつ作用を発現する薬が使用されています。

- 三環系抗うつ薬（TCA）：クロミプラミン、イミプラミン、アミトリプチリンなどがあります。

> memo　日本ではクロミプラミンが犬の分離不安症治療薬として承認されています。

8. 鎮痛薬

　痛覚受容器に機械的・化学的・物理的な刺激が加えられると、**ブラジキニン、プロスタグランジン（PG）、ヒスタミン**などの発痛物質が遊離し、活動電位（インパルス）が発生します。発生した活動電位は知覚神経を上行して大脳皮質（知覚領域）に達し、痛みとして認識されます。また、負のフィードバックとして痛覚伝達を抑制する系では、伝達物質として**セロトニン、オピオイド、GABA**などが遊離します。痛みを感じた動物は、逃避、怒り、攻撃などの行動を起こすことがあるため（**侵害受容体反射**）、ほかの感覚は消失させることなく、痛覚のみを抑制する鎮痛薬が用いられます。

[1] 麻薬性オピオイド鎮痛薬

　ケシの果皮に傷をつけ、分泌してくる乳汁液を乾燥させたものがアヘンであり、モルヒネ、コデイン、パパベリンなど多くのアルカロイドを含んでいます。脳内に存在するモルヒネ様作用のあるペプチドを**オピオイド**といいます。
　オピオイドに対する受容体にはμ受容体、κ受容体、δ受容体の3種があり、中枢神経のみならず末梢神経にも存在します。鎮痛作用は主にμ受容体によるものです。
　アヘンアルカロイドはオピオイド受容体に結合し、痛覚の伝達を遮断して強力な鎮痛作用を示すので、内臓痛、骨折痛、悪性腫瘍末期の激痛に対して使用されます。
　麻薬性オピオイド鎮痛薬は、全身麻酔薬の投与量を減らすため、麻酔前投与薬としても用いられます。

- モルヒネ(モルヒネ・アンペック®、プレペノン®)：アヘンアルカロイドの一種で鎮痛作用と陶酔(とうすい)作用があり、ほかの感覚は正常です。副作用として、強い呼吸抑制と脳圧上昇、徐脈、化学受容器引き金帯(CTZ)に作用しての嘔吐があります。習慣性が強く、連用で耐性が生じ、慢性中毒状態で休薬すると禁断症状が出ます。

> memo　モルヒネは猫や馬で異常な興奮を起こしやすくなります。

- フェンタニル(フェンタニル)：モルヒネの習慣性を弱めた合成オピオイドです。鎮痛作用はモルヒネの約80倍ありますが、作用時間は短く、猫では興奮作用があります。
- ペチジン(オピスタン®)：合成オピオイドで、鎮痛作用はモルヒネの1/10、呼吸抑制作用は弱いのが特徴です。

[2] モルヒネ拮抗薬

急性モルヒネ中毒による呼吸抑制の治療に用います。

- ナロキソン：アヘンアルカロイドやオピオイドペプチドの、オピオイド受容体への結合を競合的に拮抗します。

[3] 非麻薬性オピオイド鎮痛薬

オピオイド受容体に結合して痛覚伝達を遮断し、鎮痛作用を発現する合成のオピオイド鎮痛薬です。麻薬指定はされていません。

- ブトルファノール(ベトルファール®)：モルヒネの3～4倍の鎮痛作用があり、犬や猫の術後疼痛管理に使用します。鎮咳(ちんがい)作用もあります。追加注射で作用時間を延長できます。
- ブプレノルフィン(レペタン®)：モルヒネの20倍以上の鎮痛作用があり、作用持続時間が長いことが特徴です。
- ペンタゾシン(ソセゴン®)：合成オピオイドで、鎮痛作用はモルヒネの1/2～1/4程度です。

[4] 解熱鎮痛薬

COX-2(シクロオキシゲナーゼという酵素の一種)を阻害することによりプロスタグランジン(PG)産生を抑制し、ブラジキニンの発痛作用も抑制します。末梢で鎮痛作用、中枢で解熱作用があります。抗炎症作用や抗リウマチ作用も有します。副作用として胃腸障害(胃潰瘍(いかいよう))があります。

- アセチルサリチル酸（アスピリン）（バファリン®）：少量で鎮痛作用と抗血小板作用があり、**犬フィラリア症**にも使用します。強い内臓痛には効果がありません。猫に毒性が強く出ます。
- アセトアミノフェン（ピリナジン®）：アニリン誘導体の1つで、アスピリンに比べて抗炎症作用は弱く、猫には毒性があります。
- イブプロフェン（ブルフェン®）：人では繁用されますが動物では安全域が狭く、犬で副作用が現れやすいことが知られています。
- インドメタシン（インテバン®）：抗炎症作用が強いく、犬や猫では消化器障害が起こりやすい。

9. 抗てんかん薬

てんかんは脳の神経回路の異常によって起こる発作が続くもので、先天的で間欠的な発作が一過性に起こる**突発性てんかん**と、後天的で脳組織の障害による**症候性てんかん**があります。抗てんかん薬は、発作頻度や重篤度の軽減を目的とするものです。

[1] バルビツレート（バルビツール酸誘導体）

バルビツレートのうち、長時間型睡眠薬に分類されるフェノバルビタールが抗てんかん薬としても使われます。

- フェノバルビタール：GABA受容体に結合し、主に小脳運動系を抑制することで、大発作を予防します。催眠量以下の投与によって抗けいれん作用を示します。犬や猫では第一選択薬です。

[2] ベンゾジアゼピン

鎮静薬であるベンゾジアゼピンは、けいれんを抑制する効果が強く、抗てんかん薬としても使われます。

- ジアゼパム：GABA受容体に作用し、大脳からの活動電位を抑制することで、てんかん重積状態を改善します。
- ニトラゼパム：長期連用では耐性が生じてしまいます。

[3] ヒダントイン誘導体

バルビツレートと共通の化学構造上の共通点があり、人では抗てんかん薬としても使われます。

- フェニトイン：中枢神経の神経細胞膜安定化により興奮を抑制します。大発作、けいれんも意識消失もない異常行動発作に有効です。

memo　フェニトインは安全域が狭いため、犬や猫への臨床利用は困難です。

[4] 臭化カリウム（KBr）

神経細胞の興奮を低下させ抗けいれん作用を示します。フェノバルビタールの肝毒性を増強しないため、併用して使われることがあります。粘膜刺激作用があり、水に溶かして与えます。

10. 交感神経作動薬と遮断薬

交感神経作動薬と遮断薬は、交感神経系による体の変化を調整します。例えば、作動薬であるアドレナリンはアレルギーや麻酔によるショックの治療に、遮断薬であるプラゾシンは尿道を拡げる作用があるので排尿障害の治療に使われます。

[1] カテコールアミン類の合成

ドパミン、ノルアドレナリン、アドレナリンなどのカテコールアミン類はチロシンから合成されます（図2-4）。

[2] カテコールアミン分泌調整

交感神経の興奮によりアドレナリン作動性シナプスにおいて、カテコールアミンの分泌調整が行われます（図2-5）。

非カテコールアミン類はMAOでは代謝されないので作用時間が長くなります。

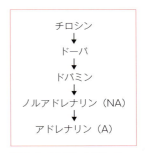

図2-4　アドレナリンの生合成過程

[3] 受容体と作用

主なアドレナリン受容体にはα_1、α_2、β_1、β_2があります。カテコールアミンは複数の受容体に結合しますが、それぞれどの受容体に感受性が強いかは異なり、それが薬理作用の違いとなって現れます（表2-3）。

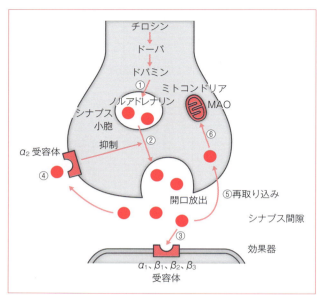

図 2-5　アドレナリン作動性シナプスの仕組み

①シナプス小胞でのノルアドレナリンの合成。
②シナプス小胞が解放されノルアドレナリン放出。
③ノルアドレナリンが受容体に結合。
④負のフィードバックがかかり抑制が起こる。
⑤シナプス間隙に残るノルアドレナリンの再取りこみ。
⑥シナプス終末のミトコンドリアでMAOにより代謝。

表 2-3　アドレナリン受容体の作用と薬剤感受性

受容体	作　用	薬剤感受性
α_1	血管が収縮し、血圧が上昇する。	A＞NA＞I
α_2	中枢からの交感神経緊張を低下させ、血圧を低下させる。	
β_1	心拍数、心収縮力を増加させる。	I＞A＞NA
β_2	血管を拡張させ、平滑筋（気管支、消化管、膀胱など）を弛緩させる。	

A：アドレナリン、NA：ノルアドレナリン、I：イソプロテレノール。

[4] 交感神経作動薬（アドレナリン作動薬）

　交感神経作動薬には、カテコールアミンと非カテコールアミンがあります。
　非カテコールアミンには、アドレナリン受容体に作用するもの（アドレナリン受容体作動薬）と交感神経からノルアドレナリンを放出させるものとがあります（表2-4）。交感神経作動薬は、交感神経支配を受けている組織に作用しますが、α、β受容体の存在する数と割合によって発現する効果が決まります。

[5] 交感神経遮断薬（アドレナリン拮抗薬）

　交感神経遮断薬には、アドレナリン受容体に拮抗するアドレナリン受容体拮抗薬（表2-5）と、交感神経の末端に働きその作動効果を遮断するもの（表2-6）とがあります。

表2-4 代表的なアドレナリン作動薬

受容体		作動薬	適応
α		ノルアドレナリン	血圧上昇、ショック時に使用する。
		アドレナリン	血圧上昇、ショック時に使用する。β作用による心機能の亢進も認められる。局所粘膜の止血にも使用される。
	α_1	フェニレフリン	うっ血時に使用する。血圧を著しく上昇させる。鼻粘膜の血管収縮に用いる。
	α_2	クロニジン	高血圧の治療に用いる。
		キシラジン メデトミジン	交感神経からのNA放出が抑制されるため、強い鎮静作用が得られる。
β		アドレナリン	ショック時に使用する。心機能を亢進させる。
		イソプロテレノール	心停止、心ブロック時に、心筋刺激薬として使用する。ぜんそく時の気管支拡張にも用いられる。
	β_1	ドブタミン ドパミン	心拍出が増加するため、急性心不全の治療に使用する。
	β_2	サルブタモール	ぜんそく、肺気腫の気管支拡張薬として使用する。
α、β		エフェドリン	交感神経終末からNAを放出する。ぜん息治療、鼻粘膜充血の除去に用いられる。

表2-5 代表的なアドレナリン受容体拮抗薬

受容体		作動薬	適応
α		フェノキシベンザミン	血管拡張作用により血圧を低下させる。
	α_1	プラゾシン	高血圧治療や排尿障害に用いる。
	α_2	ヨヒンビン	キシラジンからの回復(麻酔の覚醒)に用いる。
β		プロプラノロール	膜安定化作用がある。抗不整脈薬として、高血圧、狭心症の治療に用いる。気管支喘息を悪化させる。
	β_1	メトプロロール	β_1を選択的に遮断するので、気管支けいれんを起こさない。
	β_2	ブトキサミン	気管狭窄・血管収縮を引き起こすもので、臨床利用はない。

表2-6 その他の交感神経遮断薬(アドレナリン作動性神経遮断薬)

遮断薬	薬理作用
グアネシジン	NAと同じ輸送機構でシナプス小胞に取り込まれ、NAと置換するので枯渇する。
レセルピン	シナプス小胞のNA再取り込みを抑制するためNAが消失する。

NA:ノルアドレナリン。

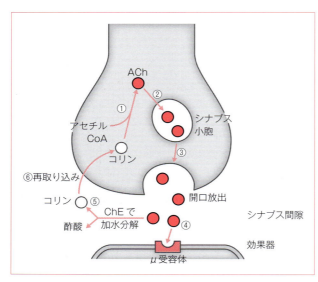

図2-6 コリン作動性シナプスの仕組み

①神経終末でアセチルCoAとコリンからアセチルコリン(ACh)合成。
②シナプス小胞に取り込まれ貯蔵。
③副交感神経が興奮し刺激が伝わり、開口放出。
④放出されたAChは受容体に結合。
⑤シナプス間隙に残るAChはコリンエステラーゼ(ChE)で速やかにコリンと酢酸に加水分解。
⑥コリンは神経終末に再取りこみ。

11. 副交感神経作動薬と遮断薬

[1] アセチルコリンの合成分解

アセチルコリン(ACh)は、副交感神経と運動神経終末より分泌される興奮伝達物質です。神経終末で合成され分泌された後、**シナプス間隙**で分解され再取り込みが行われます(図2-6)。

[2] アセチルコリンの受容体と部位

- **骨格筋型ニコチン受容体(Nm受容体)**:運動神経終末(骨格筋の神経→筋接合部)にあります。
- **神経型ニコチン受容体(Nn受容体)**:自律神経節(節前ニューロン→節後ニューロン)にあります。
- **ムスカリン受容体(M受容体)**:副交感神経支配の効果器(神経末端→効果器)にあり、M1~M5のサブタイプがあります。

[3] 副交感神経作動薬(コリン作動薬)

副交感神経作動薬は、副交感神経の支配を受けている組織において、AChが分泌された場合と同様の反応をするもので、**ムスカリン様作用**と**ニコチン様作用**を起こします。**コリン受容体**(M受容体、N受容体)に直接作用するコリンエステル類、アルカロイド類と、AChを分解するコリンエステラーゼ(ChE)の作用を阻害する抗コリンエステラーゼ(抗ChE、コリンエステラーゼ阻害薬)に分けられます(表2-7)。

表 2-7　代表的な副交感神経作動薬（コリン作動薬）

	化合物	作用	特徴
コリンエステル類	アセチルコリン	低濃度でM作用 高濃度でN作用	血液脳関門を通過できないので末梢作用のみ。コリンエステラーゼにより速やかに分解されるので作用は一過性。経口投与も無効。
	カルバコール	M作用 N作用	ChEにより分解されないので持続性あり。強いニコチン様作用。馬の疝痛時にぜん動運動促進剤。
	ベタネコール	M作用	ChEにより分解されないので持続性あり。特に膀胱・消化管への作用が強く排尿促進剤として使用。
アルカロイド類	ピロカルピン	M作用	唾液腺分泌促進が顕著。縮瞳、眼圧低下で、緑内障点眼薬に使用。
抗コリンエステラーゼ	フィゾスチグミン	M作用 N作用	可逆的コリンエステラーゼ阻害剤。血液脳関門を通過するので中枢作用。臨床では緑内障治療薬。
	ネオスチグミン	M作用 N作用	可逆的コリンエステラーゼ阻害剤。血液脳関門通過できないので末梢作用。臨床では消化管運動亢進薬。
	有機リン化合物（マラチオン、カーバメートなど）	M作用 N作用	非可逆的コリンエステラーゼ阻害剤。血液脳関門通過して中枢に作用。脂溶性が高く皮膚からも吸収される。錯乱、運動失調。ChE再賦活化させるにはPAM（プラリドキシム）。

・ムスカリン様作用（M作用）：血管拡張による血圧の低下、心拍、心収縮力低下による徐脈、消化管、気管支、膀胱などの平滑筋収縮、腺分泌亢進、縮瞳などが起きます。
・ニコチン様作用（N作用）：交感神経、副交感神経節の興奮や筋収縮などが起きます。
・有機リン化合物中毒にはM作用を抑えるためPAMを、N作用を抑えるためアトロピンを併用します。

[4] 副交感神経遮断薬（抗コリン薬）

AChのM受容体への結合を阻害して、拮抗作用を発現します（ムスカリン受容体拮抗薬）。

- アトロピン：平滑筋や循環器への作用が強く、気管支の拡張、消化管・腺の抑制、心拍数上昇、散瞳などが起きます。臨床では、麻酔中の気管や唾液の分泌抑制、徐脈の治療、点眼薬として散瞳などに使用します。また、有機リン化合物中毒の治療にも用いられます。
- スコポラミン：腺の分泌抑制、散瞳の作用があります。

CHAPTER 2　演習問題

[麻酔薬]
問題1　全身麻酔に関する記述のうち、誤っているものを1つ選びなさい。
①麻酔を使用する際の最大注意事項は、呼吸麻痺による死である。
②目的となる麻酔効果の強さと持続時間を得るには、単回静脈投与よりも吸入のほうが優れている。
③全身麻酔薬としては、まず延髄の機能が抑制されることが望ましい。
④全身麻酔薬としては、循環器や呼吸器に対する抑制が少ないことが望ましい。
⑤全身麻酔投与時にみられる興奮は、下位中枢に対する上位中枢の抑制が解除されることで引き起こされる。

問題2　以下の麻酔薬に関する記述のうち、正しいものを1つ選びなさい。
①ハロタンは麻酔力が強く導入も速やかである。
②亜酸化窒素は導入・覚醒が速く麻酔力が強い。
③亜酸化窒素は筋弛緩作用を有するが、鎮痛作用はみられない。
④注射麻酔として、長時間作用型のフェノバルビタールが用いられる。
⑤フェンタニルの鎮痛作用は強力で、ドロペリドールと併用して神経遮断性鎮痛法に用いられる。

問題3　麻酔前投与薬として使用される薬とその目的の組み合わせとして、誤っているものを1つ選びなさい。
①ジアゼパム………… 緊張や不安の除去
②アトロピン………… 反射や分泌の抑制
③ブトルファール……… 鎮痛
④スキサメトニウム…… 筋弛緩
⑤フェンタニル………… 麻酔の導入

問題4 麻酔前投与にアトロピンを使用した場合に発現する作用として、正しいものを1つ選びなさい。
① 瞳孔が縮小する。
② 心拍数が低下する。
③ 出血量が減少する。
④ 流涎が減少する。
⑤ 腹圧が上がる。

［鎮静薬］
問題5 キシラジンを猫に投与した場合に発現する作用として、正しいものを1つ選びなさい。
① けいれん
② 縮瞳
③ 体温上昇
④ 嘔吐
⑤ 血糖値低下

［抗てんかん薬］
問題6 てんかんの重積発作を起こした犬の治療に使用される薬として、正しいものを1つ選びなさい。
① フロセミド
② チオペンタール
③ ジアゼパム
④ ジギタリス
⑤ アドレナリン

［自律神経系の薬］
問題7 アドレナリンβ受容体の拮抗薬はどれか。正しいものを1つ選びなさい。
① アドレナリン
② イソプロテレノール
③ エフェドリン
④ アチパメゾール
⑤ プロプラノロール

▶解答はP.149へ。

問題8 ムスカリン受容体の拮抗薬はどれか。正しいものを1つ選びなさい。
①有機リン剤
②アトロピン
③ネオスチグミン
④ピロカルピン
⑤アセチルコリン

▶解答は P.149 へ。

note

+ column
生体内での情報伝達機構

　外界から刺激を受けると、生体はその情報を組織や器官に伝達し、それらの機能を変化させて、**恒常性**（**ホメオスタシス**）を維持しています。
　生体内の情報伝達には、**神経系**と、液性伝達である**内分泌系**、**オータコイド系**があります。これらの系では、情報は**受容体作動薬**（**アゴニスト**）を介して効果器・標的細胞に伝達されますが、遊離されてから標的細胞に達するまでの伝達方法と距離、作用様式が異なっています。

神経系　刺激は神経線維末端まで電気的に伝わり、シナプス間隙では**神経伝達物質**（p.33参照）が拡散して標的細胞の受容体に達します。情報伝達の距離は長距離型に分類されます。

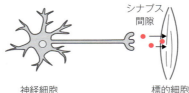

内分泌系　ホルモン（p.99参照）が血中に分泌され標的細胞の受容体に達します。情報伝達の距離は中長距離型に分類されます。

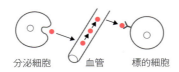

オータコイド系　**オータコイド**、**サイトカイン**により情報を伝達します。情報伝達の距離は短距離型に分類されます。
　さらに、以下の3つに分類されます。
・パラクリン：組織内に分泌され、間質液を拡散して標的細胞に達する場合。
・オートクリン：分泌した細胞自身が標的器官である場合。
・ジャスタクリン：結合分子でほかの細胞を接着する場合。

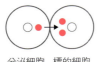 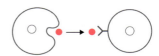

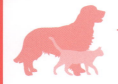

CHAPTER 3

抗炎症薬

1. 炎症と抗炎症薬

[1] 炎症とは

炎症とは、外因性・内因性の有害な刺激（物理的、化学的侵襲、細菌、ウイルス感染、抗原抗体反応など）に対して、生体組織が示す防御機構です。

なんらかの刺激により障害を受けた場合、体はそれに反応して障害の原因や細胞の壊死物質を取り除こうとします。例えば、ウイルスや細菌に感染した場合はそれらを除去しようとし、外傷を負った場合にはその組織を元に戻そうとします。このような有害刺激から体を守り、立ち直ろうとする反応が炎症です。

[2] 炎症の徴候

主に5つの徴候があり、**炎症の5徴**といわれます。
①**発赤**：血管が拡張して血流量が増加するため炎症部位が紅潮します
②**発熱**：局所の血液量が増加して発熱し、代謝亢進します
③**腫脹**：血管透過性が亢進して血液成分が血管外に浸出するため浮腫が起こります
④**疼痛**：発痛物質キニン濃度が上昇して疼痛を引き起こします
⑤**機能障害**：血栓形成や血行障害による壊死が機能障害を引き起こします

[3] 炎症の過程

炎症の過程は第1～3期に分けられます。

第1期は**血管透過性亢進期**で、血管拡張および透過性亢進によって血漿成分が浸出します。侵襲を受けた組織では、炎症を起こす種々の化学伝達物質（ケミカルメディエーター、後述）が遊離して治癒が始まります。痛覚受容体が刺激され、疼痛があります。

第2期は**炎症性細胞反応（白血球遊走）期**で、白血球が血管外へ浸潤・遊走して、細菌や壊死組織が貪食されます。はじめ好中球が主体ですが、しだいに単球（マクロファージ）、リンパ球が増加していきます。

第3期は**細胞増殖期**です。線維芽細胞が増殖し、肉芽形成および毛細血管の新生など組織が修復されます。

[4] 炎症を起こす物質（ケミカルメディエーター）

ケミカルメディエーター（表3-1、化学メディエーターともいう）には、**サイトカイン、エイコサノイド**などの**オータコイド**があります。オータコイドは液性調節にかかわる情報伝達物質で、ホルモンのように全身循環に入らず標的細胞に作用します。

サイトカインは細胞の分化・増殖の制御因子、免疫機能情報の担い手であり、**インターフェロン（IFN）、インターロイキン（IL）**、細胞アポトーシスを誘発する**細胞障害因子（TNF）**、血球の分化を促進する**コロニー刺激因子（CSF）**、**細胞増殖因子（EGF、FGF、NGFなど）**などがあります。

アラキドン酸を前駆物質として生成されるエイコサノイドには、**プロスタグランジン（PG）、トロンボキサン（TX）、ロイコトリエン（LT）**などがあります。

これらのオータコイドのほか、**ヒスタミン、セロトニン、一酸化窒素（NO）**なども炎症を起こす物質として挙げられます。

表3-1 主なケミカルメディエーター

分類	主なケミカルメディエーター
サイトカイン	・血小板活性因子（PAF） ・インターフェロン（IFN） ・インターロイキン（IL） ・細胞傷害因子（TNF） ・コロニー刺激因子（CSF） ・細胞増殖因子（EGF、FGF、NGFなど）
エイコサノイド	・プロスタグランジン（PG） ・トロンボキサン（TX） ・ロイコトリエン（LT）
その他	・ヒスタミン ・セロトニン ・一酸化窒素（NO）

EGF：上皮細胞増殖因子、FGF：線維芽細胞増殖因子、
NGF：神経細胞増殖因子

[5] 抗炎症薬とは

抗炎症薬は、炎症によって生じる過度の苦痛（疼痛・腫脹など）や機能障害を軽減する目的で使用されます。リウマチや痛風など特殊な炎症疾患に使用されるものもありますが、獣医領域では、**ステロイド系抗炎症薬**、**非ステロイド系抗炎症薬（NSAIDs）**が用いられます。

2. ステロイド系抗炎症薬

リウマチ患者が妊娠した際に関節炎の症状が緩和することから、副腎皮質から分泌される**ステロイドホルモン**（**糖質コルチコイド**）に抗炎症作用があると認められて以来、多くのステロイド系抗炎症薬が合成、使用されています。

[1] 薬理作用
主な薬理作用には以下の4つがあります。

(1) ホルモン作用
糖質代謝、**タンパク質異化**、**脂質分解**を促進し、**糖新生**を盛んにして、血液中のブドウ糖を増加させます（血糖値上昇）。

(2) 抗炎症作用
リポコルチンを誘導合成し、これが**ホスホリパーゼ A_2** を阻害するので**アラキドン酸合成**が阻害され、炎症に関与する**プロスタグランジン**（**PG**）、**トロンボキサン**（**TX**）、**ロイコトリエン**（**LT**）の生成を抑制します（図3-1）。

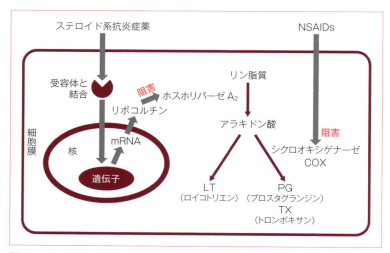

図3-1 アラキドン酸カスケードにおける抗炎症薬の作用
アラキドン酸からケミカルメディエーター（炎症を起こす化学物質）が合成される系をアラキドン酸カスケードといいます。ステロイド系抗炎症薬は細胞質内で糖質コルチコイド受容体と結合して複合体をつくり、これが核内で遺伝子に作用してリポコルチンを合成します。リポコルチンはホスホリパーゼ A_2 を阻害し、非ステロイド系抗炎症薬はシクロオキシゲナーゼ（COX）を阻害します。

(3) 免疫抑制・抗アレルギー作用

T リンパ球、B リンパ球の機能を抑制し、細胞性・体液性免疫作用を低下させます。

(4) 許容作用

他のホルモンの分泌や作用に相加的・相乗的な影響を及ぼす作用があり、これを**許容作用**といいます。例えば、糖質コルチコイドはカテコールアミンの脂肪分解作用の発現に必要です。ほかにも、脳浮腫の抑制、リソソーム膜の安定化、中枢神経への作用などがあります。

[2] 主なステロイド系抗炎症薬

- プレドニゾロン（プレドニン®）：最も標準的なステロイド薬で、さまざまな炎症や免疫疾患、アレルギーなどの治療に使われます。
- メチルプレドニゾロン（メドロール®）：プレドニゾロンの 1.25 倍以上の効果があります。
- デキサメタゾン（デカドロン®、レナデックス®）：抗炎症作用はプレドニゾロンの約 8 倍あり、作用も長く持続します。
- ベタメタゾン（リンデロン®）：デキサメタゾンと同じく、長時間作用します。
- モメタゾン（フルメタ®）：外用薬として使用されます。
- トリアムシノロン（ケナコルト-A®、レダコート®）：抗炎症作用はプレドニゾロンよりやや強い薬です。猫の口内炎の治療に使用されます。
- フルオシノロン（フルコート®）：外用薬として皮膚炎に使います。
- コルチゾン（コートン）：抗炎症作用はプレドニゾロンの 1/4 で、作用時間も短い薬です。
- ヒドロコルチゾン（コートリル®）：抗炎症作用が弱い薬です。注射剤は即効性があるため、各種のショックに使用されます。

[3] 適応

急性および慢性の炎症、自己免疫疾患、アレルギー性疾患、ショックなどで適応となります。

[4] 副作用

以下の副作用に注意が必要です。

- 抗炎症作用により、ケミカルメディエーターの生成が抑制され、創傷治癒が遅延します。
- 免疫抑制作用により感染症の誘発や悪化が起こります。
- 過剰投与や長期投与で**医原性クッシング症候群**となったり、**副腎皮質刺激ホルモン（ACTH）**の分泌が低下し、副腎機能低下が起きている際、急に投与を休止することで**副腎機能不全症**に陥ることもあります。
- 消化器粘膜保護に働く**プロスタグランジン（PG）**などを抑制するため、消化器潰瘍が起きやすくなります。
- 血糖値上昇作用から糖尿病の誘発や、動脈硬化、脂肪沈着、高血圧、浮腫、月経異常、不整脈、骨粗鬆症などの可能性があります。

3. 非ステロイド系抗炎症薬

非ステロイド系抗炎症薬(non steroidal anti-inflammatory drugs：**NSAIDs**（エヌセイズ）)は、**PG**など炎症性サイトカインの生合成を抑制し、抗炎症作用、解熱作用、鎮痛作用、抗リウマチ作用をあわせもつものが多くあります。

[1] 薬理作用

アラキドン酸カスケードの酵素である**シクロオキシゲナーゼ（COX）**を阻害し、**PG**や**トロンボキサン（TX）**の生成を抑制します（p.56、図 3-1 参照）。そのため、以下の 4 つの作用が現れます。
①解熱作用。
②弱い抗炎症作用。
③鎮痛作用。ただし、内臓痛など強い疼痛に対する鎮痛作用は望めません。
④血小板凝集反応抑制作用（特に**アスピリン**）。

> **memo** シクロオキシナーゼ（COX）には **COX-1** と **COX-2** があります。
> COX-1 は消化管で、粘膜分泌と粘膜血流の促進、胃酸抑制等、粘膜保護に関する作用を引き起こします。COX-2 は炎症部位での PG 生成に関与します。
> 非ステロイド系抗炎症薬（NSAIDs）は、COX-1、COX-2 両方を阻害するので、消化管潰瘍などの副作用を起こしやすく、そのため、COX-2 に選択性の高い薬の開発が進められています。

[2] 主な NSAIDs とその特徴
(1) サリチル酸誘導体
- アセチルサリチル酸(アスピリン)：低用量で **TXA2** 産生を阻害し凝集を抑制するので、血栓形成の予防やフィラリア症の肺血行障害の治療薬として用いられます。猫はグルクロン酸抱合能が低く半減期が長くなります。

(2) インドール酢酸誘導体
　強力な COX 阻害薬でアスピリンより作用が強い薬ですが、犬や猫に長く使用すると胃腸障害が強く出ます。

- インドメタシン(インテバン®)：アスピリンよりも解熱、鎮痛、抗炎症作用が強く、アスピリンの 20～30 倍となります。

(3) プロピオン酸誘導体
- イブプロフェン(ブルフェン®)：人ではよく使用されますが、犬では効果が期待できません。
- ケトプロフェン：犬の変形性関節症による痛みをやわらげるのに使用します。
- カルプロフェン(リマダイル®)：手術や犬の運動器疾患による痛みや炎症をやわらげるのに使用します。

(4) オキシカム系
　犬や猫で臨床でよく使用します。ピロキシカムは膀胱腫瘍にも用います。

- メロキシカム(メタカム®)：運動器疾患による痛みや炎症をやわらげるのに使用します。
- ピロキシカム(バキソ®)：抗腫瘍効果があります。

(5) コキシブ系
COX-2 選択性高く、犬の関節炎に使用します。

- フィロコキシブ(プレビコックス®)：運動器疾患による痛みや炎症をやわらげるのに使用します。
- ロベナコキシブ(オンシオール®)：手術や運動器疾患による痛みや炎症をやわらげるのに使用します。

[3] 適応

対症療法としての解熱・鎮痛、リウマチ性炎症、アレルギー性疾患、血栓形成の予防、フィラリア症の肺血行障害などで適応となります。

[4] 副作用

粘膜の COX が阻害されて PG 生成が抑制され、粘膜保護機能が低下するため胃腸障害、特に胃潰瘍が出やすくなります。その他、腎障害、肝障害、神経障害、血小板凝集抑制、再生不良性貧血、過敏症なども起こることがあります。

[5] 相互作用

NSAIDs と相互作用を起こすため、注意が必要なものがあります。抗血栓薬のワルファリンは NSAIDs により抗凝固作用が増強され、出血傾向となります。また、サリチル酸誘導体は糖尿病治療薬の効果を増強し、低血糖症状を発現します。ニューキノロン類抗菌薬との併用では、中枢性けいれんを生じることがあります。メトトレキサートは NSAIDs との併用で血中濃度が上昇し、骨髄抑制などの副作用が発現します。

4. ヒスタミンと拮抗薬

[1] ヒスタミンの合成

ヒスチジンに脱炭酸酵素が作用し、**ヒスタミン**となります。ヒスタミンは、体の中に広く分布する肥満細胞に貯蓄されており、血中では好塩基球に貯蔵されます。ヒスタミンは、各種のアレルギー反応や胃酸分泌に関与しています。

[2] ヒスタミンの作用

抗原抗体反応、熱や損傷などの物理的刺激や、毒、薬などの化学的刺激を受けると遊離され、血圧降下、血管透過性の増大、浮腫、腫脹、痛みや痒みなどを引き起こします。

引っ掻き刺激により局所でヒスタミンが遊離し、**発赤、浮腫、周囲の潮紅（三重反応）**がみられます。

胃ではガストリンや迷走神経の興奮により遊離されて胃酸分泌を促進します。また、腸管、気管などの平滑筋収縮作用もあります。

[3] ヒスタミン受容体拮抗薬

(1) ヒスタミン受容体

ヒスタミンには **H1受容体**と **H2受容体**があります。H1受容体は、生体内の多くの組織、平滑筋、血管内皮細胞、中枢に分布し、主にアレルギー反応に関係します。H2受容体は、胃壁細胞、大脳皮質、海馬に分布し、末梢では主に胃酸分泌に関係します。

(2) 抗ヒスタミン薬

ここでは H1受容体拮抗薬(抗ヒスタミン薬)について説明します。

標的細胞の**ヒスタミン受容体**においてヒスタミンと競合し、ヒスタミンが受容体に結合するのを阻止します。

蕁麻疹(じんましん)、痒みを伴う皮膚炎、アトピー性皮膚炎、鼻炎、結膜炎など、花粉症、アナフィラキシー、上部気道炎、中耳炎の治療に使われます。その他の作用として鎮静作用、眠気、倦怠感、頻脈、粘膜乾燥、乗り物の酔い止めなどがあります。

- ジフェンヒドラミン(レスタミン®)：止痒作用が強く蕁麻疹など皮膚疾患に用いられるだけでなく、強い抗ムスカリン作用や鎮静作用もあります。
- プロメタジン：(ピレチア®)：強い抗ムスカリン作用があります。
- クロルフェニラミン(アレルギン®、ポララミン®)：強い抗アレルギー作用があります。

note

CHAPTER 3　演習問題

問題1　次の薬のうち、NSAIDs にあたらないものを1つ選びなさい。
①インドメタシン
②イブプロフェン
③メロキシカム
④カルプロフェン
⑤デキサメタゾン

問題2　ステロイド系抗炎症薬プレドニゾロンの副作用として、問題にならないものを1つ選びなさい。
①胃腸障害
②感染症の誘発・悪化
③糖尿病
④低血圧
⑤医原性クッシング症候群

問題3　次のうち、アスピリンの作用ではないものを1つ選びなさい。
①血小板凝集抑制作用
②胃粘膜刺激作用
③プロスタグランジン合成抑制作用
④内臓痛に対する鎮痛作用
⑤解熱作用

▶解答は P.149 へ。

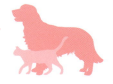

CHAPTER **4**

循環器・血液系に作用する薬

1. 循環器系の解剖生理

循環器は**心臓**と**血管**、**リンパ管**からなっています。リンパの流れや心臓の拍出により生じる血流を利用して、消化管から吸収した栄養素、肺から取り込んだ酸素、各組織からの二酸化炭素、代謝産物、熱やホルモン、水や電解質など、さまざまな物質を運搬します。**血液細胞の発生と5つの白血球の種類と機能**については、「＋column」(p.75〜76)を参照してください。

2. 心不全

心機能低下が原因となって、各臓器が必要とする酸素を供給するだけの血液を送ることができない状態を**心不全**といいます。

心不全の治療薬としては、心臓の機能を高める強心薬、血管を拡張して血圧を下げ心臓への負担を軽減する血管拡張薬、体内の水分量を減らして血流量を下げ心臓の負担を軽減する利尿薬が使用されます。

強心薬と血管拡張薬については次項で詳しく解説します。ここでは利尿薬についてふれておきましょう。

3. 強心薬

強心薬は、心不全の際に心筋の収縮力を強めて、心拍出量を増加して全身血流を改善する薬です。

[1] カテコールアミン

β受容体に作用して強力な強心作用と昇圧作用を示し、**急性循環不全**やショック時に適用されます。副作用として**心室性不整脈**が出ることがあり、血管収縮作用から血圧の上昇、脳出血や、反復投与で受容体が減少し作用が消失すること(**ダウンレギュレーション**)にも注意が必要です。主に、急性心不全に使用します。

- アドレナリン（ボスミン®）：心停止時の第1選択薬です。細動脈α受容体にも作用して血圧を上昇させます。
- ドパミン（イノバン®）：ノルアドレナリンの前駆物質で主にβ受容体と結合して心収縮力を増強させ心拍数を増加させます。腎臓などの血管拡張作用も強く、うっ血性心不全で血圧が低下した場合に血圧上昇と利尿目的で使用されます。
- ドブタミン（ドブトレックス®）：強心作用はドパミンより強いですが、腎臓血管拡張作用はありません。心筋刺激作用が強く、心停止や心臓ブロックの場合に使用されます。

[2] ジギタリス（強心配糖体）

心筋細胞膜のナトリウム（Na）ポンプを阻害してナトリウムイオン（Na^+）濃度を上昇させ、筋小胞体などからのカルシウムイオン（Ca^{2+}）放出が引き起こされるため、心筋の収縮力が強まります。

(1) 陽性変力作用と陰性変時作用

陽性変力作用は心臓の収縮力を増強し、心拍出量の増加を起こすため、血流量が増加します。ジギタリスはこの作用を利用して、**うっ血性心不全**にともなう**浮腫**を軽減させます。一方、**陰性変時作用は心拍数を低下させるため**、うっ血性心不全にともなう頻脈や心房細動を抑制したりします。

(2) 中毒に注意が必要

安全域が狭く、**低カリウム（K）**血症を起こすような薬（ループ利尿薬）との併用では毒性が増強します。また、猫では蓄積を起こすので低用量で使用すべきです。腎機能低下の場合は中毒が起こりやすくなります。

ジギタリス中毒では、化学受容器引き金帯（CTZ）が刺激されての嘔吐、下痢、食欲不振が起こります。**期外収縮**による**不整脈**にも注意が必要です。

- ジゴキシン（ジゴシン®）犬や猫に使用する代表的なジギタリスです。

[3] Ca^{2+}感受性増加薬

心筋細胞内の収縮機構のCa^{2+}感受性を増加させることで心収縮力が上昇します。

- ピモベンダン（ベトメディン®、ピモベハート®）：心筋のCa^{2+}感受性を増強させる慢性心不全治療薬です。

4. 血管拡張薬

[1] 前負荷と後負荷

心臓にかかる負荷には**前負荷**と**後負荷**があります。

前負荷とは心臓に静脈側からかかる抵抗のことです。心臓のポンプ機能の低下が続くと全身のうっ血が起こり、静脈還流量が増加して心臓に負担がかかります。

後負荷とは心臓が血液を送り出す動脈方向にかかる抵抗のことです。全身循環血液量が減少すると、生体維持反応として末梢血管が収縮し循環を確保しようとしますが、血液を送り出す心臓に負担がかかります。

心不全が慢性化した状態では、後負荷の増大が心臓に負担をかけるので、心収縮力を増すだけでその危機を脱することは容易ではありません。さらに、前負荷増大により心肥大が進行していると、強心薬を投与しても心筋収縮力は増大しにくくなります。これらのことから、心臓への負担を軽減する薬が非常に有用となります。

[2] アンジオテンシン変換酵素(ACE)阻害薬

アンジオテンシン(ANG) I から **ANG II** への変換を阻害し血管を拡張するので後負荷を軽減します。**アルドステロン**の分泌を阻害し、血液量を増加させないので、前負荷も軽減します。血管収縮を抑制するだけで、血管を必要以上に拡張させないため、正常以下には血圧は低下しません。なお、以下の薬は犬の慢性心不全に使われます。

- エナラプリル(エナカルド®)
- ベナゼプリル(フォルテコール®)：猫の慢性腎不全薬としても使用します。腎臓への負担が少ないのが特徴です。
- ラミプリル(バソトップ®)
- テモカプリル(エースワーカー®)
- アラセプリル(アピナック®)：空咳の出現が低く、作用時間は長くなります。
- カプトプリル(カプトリル®)

> **memo** エナラプリルは肝臓で活性型のエナラプリラートに、ベナゼプリルはベナゼプリラートに、テモカプリルはテモカプリラートにそれぞれ変換されて効果を発揮する**プロドラッグ**(生体内で代謝されることで活性化する薬)ですが、アラセプリルやカプトプリルはそれ自身が作用を発揮するのでプロドラッグではありません。

[3] 亜硝酸薬

亜硝酸薬（あしょうさんやく）は、局所的に血管を拡張します。特に、右心系の原因によるうっ血性心不全の際に**肺水腫**や**腹水**を軽減させる目的で使用されます。過度の血管拡張による低血圧に注意が必要です。反復投与では耐性を起こすことあります。舌下錠・軟膏・貼付剤があります。

- ニトログリセリン（ニトロダーム®、バソレーター®）
- 硝酸イソソルビド（ニトロール®、フランドル®）

[4] カルシウムチャネル阻害薬

血管平滑筋細胞への Ca^{2+} 流入を阻害することで血管収縮を抑制し、血管を拡張させます。末梢の細動脈と冠状動脈への作用があります。

- アムロジピン（ノルバスク®）：最長時間作用型の薬です。
- ジルチアゼム（ヘルベッサー®）：猫の肥大型心筋症に使われます。抗不整脈薬としても使用されます。
- ニフェジピン（ヘルラート®）：冠血管を拡張します。

[5] その他の血管拡張薬

血管平滑筋に直接作用して血管を拡張します。

- ヒドララジン（アプレゾリン®）：重いうっ血性心不全の症状改善に使用します。副作用として低血圧に注意が必要です。

5. 抗不整脈薬

心拍の異常な増加（**頻脈**（ひんみゃく））、低下（**徐脈**（じょみゃく））、不規則なリズムを**不整脈**（ふせいみゃく）といいます。原因として①ペースメーカー活動の異常、②異所性興奮の発生、③興奮伝導障害などがあります。

抗不整脈薬は、異常な心臓拍動を正常に戻し、血行動態を安定化させます。頻脈性の不整脈には抗不整脈薬、徐脈性の不整脈にはペースメーカーが用いられます。

抗不整脈薬はクラスⅠ～Ⅳに分けられ、クラスⅠは Na^+ チャネル遮断、クラスⅡは $β_2$ 受容体遮断、クラスⅢは K^+ チャネル遮断、クラスⅣは Ca^{2+} チャネル遮断を行います。

[1] クラス I 抗不整脈薬

Na^+チャネル遮断をすることで、活動電位の伝導速度を遅らせます。心室性不整脈に使用します。

- キニジン：ジゴキシンとの併用で中毒を引き起こすので注意が必要です。
- プロカインアミド（アミサリン®）：ジゴキシンとの併用で中毒を引き起こすので注意が必要です。
- リドカイン（キシロカイン®）：静脈注射のみで使用します。猫は感受性が高く、けいれん、伝導障害を起こすことがあります。

[2] クラス II 抗不整脈薬

$β_2$受容体を遮断することでカテコールアミンによる自動能を抑制します。

- プロプラノロール（インデラル®）：β受容体すべてを遮断するため、副作用として心臓以外にもβ受容体が分布する全身の組織に対して何らかの影響が現れます。特に、気管支喘息の動物では細気管支に存在する$β_2$受容体を遮断し、細気管支を収縮させ呼吸困難を引き起こす危険があるため、使用禁忌です。
- アテノロール（テノーミン®）：$β_1$受容体に選択的に結合するため、$β_2$受容体遮断による気管支収縮の副作用がありません。猫の心筋症に使用します。

[3] クラス III 抗不整脈薬

K^+チャネルを遮断することで、不応期を延長して期外収縮を防ぎます。
次に、主なクラス III 抗不整脈薬とその特徴を挙げます。

- アミオダロン（アンカロン®）：ほかの抗不整脈薬で効果のない場合の心室細動、心房細動等に使用します。

[4] クラス IV 抗不整脈薬

Ca^{2+}チャネルを遮断することで、心房性不整脈に使用します。β受容体には作用しません。

- ジルチアゼム（ヘルベッサー®）：猫の肥大型心筋症に使用します。
- ベラパミル（ワソラン®）：交感神経の亢進による洞性頻脈や、心不全に伴う上室性不整脈に使用します。

6. 血液（止血と抗血栓）の薬

　血液は、末梢組織まで血栓を詰まらせることなく循環しながら、血管壁が障害を受けた場合には速やかに止血しなければなりません。これを両立させているのが、**血液凝固系**と**線溶系**です（図 4-1）。

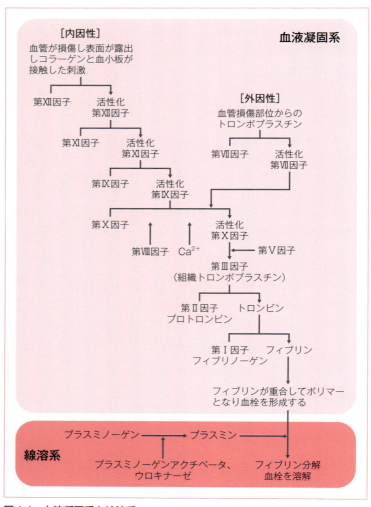

図 4-1　血液凝固系と線溶系

[1] 血液凝固促進薬（止血剤）

血液凝固にかかわる薬は、血管、血小板、凝固系や線溶系の因子に作用することで効果を現します。

(1) ビタミンK

血液凝固因子Ⅱ、Ⅶ、Ⅸ、Ⅹは脂溶性ビタミンK依存性に肝臓で合成されます。ビタミンKが不足するとトロンビンなどの凝固因子がつくられず出血しやすくなります。クマリン中毒で適用されます。

- ビタミンK（カチーフN、ケーワン®）：作用が現れるまで時間がかかります。

(2) 抗プラスミン薬

プラスミノゲンに結合してフィブリンへの吸着を抑制することで出血を阻止します。

- トラネキサム酸（バソラミン®、トランサミン®）：犬の催吐薬としても使用されます。

(3) 血管強化薬

各種の出血傾向にトラネキサム酸と併用されます。

- カルバゾクロム（アドナ®、チチナ®）：作用機序はよくわかっていません。

(4) 血液凝固因子

薬として使用される血液凝固因子としては、トロンビンが挙げられます。フィブリノーゲンは、現在は薬として使用されていません。

- トロンビン：微小血管からの出血に使用します。

[2] 血液凝固抑制薬（抗血栓剤）

血液凝固抑制薬には、凝固因子の生成を抑制したり作用を阻害したりする薬と、血小板の働きを抑制する薬とがあります。

(1) クマリン誘導体

ビタミンKに構造が類似し、肝臓での凝固因子Ⅱ、Ⅶ、Ⅸ、Ⅹ合成を阻害します。経口投与が可能で、作用発現まで時間がかかりますが持続性があります。殺鼠剤としても使用されています。ビタミンKを含有する食品により薬効が減弱するので注意が必要です。副作用として、出血、妊娠中の催奇形性があります。

- ワルファリン（ワーファリン）：犬や猫の静脈塞栓症や肺塞栓症に使用します。

(2) 血小板凝集抑制薬

非ステロイド系抗炎症薬(NSAIDs)でCOXを阻害して、トロンボキサンA_2の合成を阻害します。犬フィラリア症、心筋梗塞、四肢の末梢循環不全で適用されます。

- アスピリン（アセチルサリチル酸）（バファリン®）：解熱、抗炎症作用を示す用量より少ない量で抗血小板作用を示します。

(3) 凝集防止薬（生体および試験管内）

生体内で凝固因子を抑制している物質で、注射で投与され即効性がありますが作用時間は短いのが特徴です。血栓・塞栓などの治療、**播種性血管内凝固**(DIC)に用います。副作用として出血、血小板減少があります。

- ヘパリン（ヘパリンナトリウム）：低分子量の製剤は副作用が少ない薬です。

(4) 凝集防止薬（試験管内）

血液凝固Ⅳ因子(Ca^{2+})を**キレート**することから、採血管に使用されています。キレートとは、キレート剤と呼ばれる化合物がカルシウムイオンや金属イオンと結合してキレート化合物をつくり、イオンとして働けなくすることです(p.120も参照)。

以下の薬はいずれも採血した血液の凝固を抑制するものです。

- クエン酸ナトリウム
- エデト酸二ナトリウム(EDTA)

(5) 血栓溶解薬

プラスミノーゲンからプラスミンへの変換を促す酵素です。急性心筋梗塞の治療に用います。

- ウロキナーゼ（ウロナーゼ）：犬や猫での使用に関する報告は少ない薬です。
- t-プラスミノゲンアクチベータ（t-PA）（アクチバシン®、グルトパ®）：非常に高価なため、犬や猫ではほとんど使用されません。

7. 抗貧血薬

赤血球数、ヘモグロビン濃度が正常以下に低下した状態を**貧血**といいます。その主な原因には、失血、ヘモグロビン合成に必要な鉄の不足、骨髄での造血機能の低下、赤血球破壊の亢進などがあり、貧血を引き起こしている原因によって薬を使い分けます。

[1] 貧血の種類

貧血は、赤血球は正常につくられていますが、それ以上に失われていく**再生性貧血**と、新たな赤血球がつくられる過程に異常がある**非再生性貧血**の2つに大きく分けられます。さらに、それぞれの貧血は原因によって、表4-1、4-2のように分類できます。

表4-1　再生性貧血の分類

原　因	原　因	赤血球恒数	MCV	MCHC
出血性	失血、播種性血管内凝固（DIC）	大球性低色素性 または 正球性正色素性	増加 正常	減少 正常
溶血性	免疫介在性：自己免疫性溶血性貧血（AIHA）			
	酸化剤：タマネギ中毒			
	化学物質：銅中毒			

MCV：平均赤血球容積。赤血球の容積の平均値であり、ヘマトクリットおよび赤血球から計算できます。貧血の診断に使います。
MCHC：平均赤血球ヘモグロビン濃度。血中に含まれる赤血球1個あたりのヘモグロビン濃度を表します。貧血、多血症の診断に使います。

表4-2　非再生性貧血の分類

原　因	原　因	赤血球恒数	MCV	MCHC
鉄欠乏性	鉄欠乏、ビタミンB_6欠乏	小球性低色素性	減少	減少
巨赤芽球性	栄養障害性：ビタミンB_{12}葉酸欠乏	大球性正色素性	増加	正常
幹細胞に障害	骨髄異常：白血病、放射線、抗がん剤	正球性正色素性	正常	正常
	腎障害：エリスロポエチン欠乏			
	ウイルス：レトロウイルス感染症			

[2] 抗貧血薬

貧血の種類に合わせた薬が選択されます。

(1) 鉄欠乏性貧血の治療薬

鉄欠乏性貧血には鉄化合物を用いますが、血中濃度が改善されても貯蔵鉄が補充されるまでには数カ月かかります。豚の乳汁には鉄の供給が少ないため、新生子に鉄分を注射します。副作用として、嘔吐、悪心、発熱があります。以下の薬は一般に経口剤が推奨されます。

- デキストラン鉄（アイアン101）
- 硫化鉄（硫化第一鉄）

(2) 巨赤芽球性貧血の治療薬

ビタミン B_{12} および葉酸は赤血球の成熟に必要な因子で、不足すると大きな核のある未熟な**巨赤芽球**が出現します。

- ビタミン B_{12}（シアノコバラミン）：手術などの出血時に輸液に混ぜて与えます。
- 葉酸（フォリアミン®）：手術後の回復期などに使います。

(3) 腎性貧血の治療薬

腎性貧血には、腎臓でつくられる造血ホルモンであるエリスロポエチンを投与します。副作用は、抗体ができることによる貧血の悪化です。

- エリスロポエチン（エポエチンアルファ、エポエチンベータ）：腎不全が原因の貧血に使用します。

(4) 免疫介在性貧血の治療薬

自己免疫性に赤血球を破壊して**溶血性貧血**となる場合は、強力に免疫抑制を施します。

- プレドニゾロン（プレドニン®）：数週間にわたり使用します。

CHAPTER 4　演習問題

[循環器系]
問題1　次の薬のうち、強心薬を1つ選びなさい。
①キシラジン
②プレドニゾロン
③アトロピン
④ジアゼパム
⑤ジゴキシン

問題2　アンジオテンシン変換酵素(ACE)阻害薬の使い方として、正しいものを1つ選びなさい。
①低血圧の治療薬
②鎮咳薬
③慢性心不全
④抗けいれん薬
⑤強心薬

問題3　犬の慢性心不全の治療に一般的に用いないのはどれか。
①ジゴキシン
②アドレナリン
③ニトログリセリン
④エナラプリル
⑤ピモベンダン

問題4　ジギタリス製剤について誤っているものを1つ選びなさい。
①安全域が非常に狭い
②血中低カリウム
③半減期が長い
④心臓が速くしっかりと収縮する
⑤中毒を起こすと下痢や嘔吐を起こす

▶解答は P.149 へ。

[血液系]

問題 5 次の記述の組み合わせのうち、正しいものを 1 つ選びなさい。

① トラネキサム酸 …… 試験管内でのみ作用
② ヘパリン ………… 生体内でのみ作用
③ アスピリン ……… 試験管内でのみ作用
④ ウロキナーゼ …… 試験管内でのみ作用
⑤ ワルファリン …… 生体内でのみ作用

問題 6 薬とその治療に使用される目的の組み合わせのうち、誤っているものを 1 つ選びなさい。

① エリスロポエチン …… 腎性貧血の治療薬
② ビタミン B_{12} ……… 栄養不良時に補給する
③ 硫化鉄 …………… 鉄欠乏性貧血の治療
④ ワルファリン ……… 殺鼠剤
⑤ エピネフリン ……… 血管収縮作用を利用した止血に用いられる

▶解答は P.149 へ。

note

+ column
血液細胞の発生

骨髄の多能性造血幹細胞が自己複製しながら増殖し、すべての血球系へと分化します。

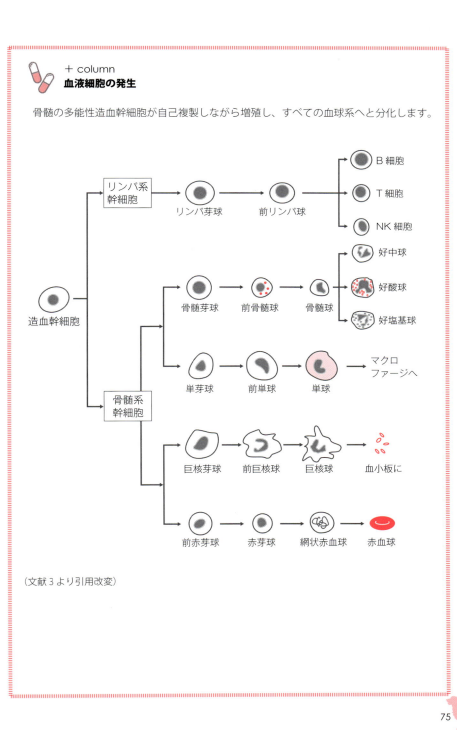

（文献3より引用改変）

＋ column
5つの白血球の種類と機能

好中球　クロマチン結節の多い桿状核〜分葉核で、細胞質は透明です。細菌や壊死物質を貪食し、細菌感染、炎症時に増加します。ウサギでは**偽好酸球**といわれます。

好酸球　2葉〜分葉核で、細胞質に明るい好酸顆粒があります。寄生虫感染時やアレルギー反応時に出現します。

好塩基球　好中球に似た分葉核をもち、細胞質に顆粒があります。ヒスタミン、ヘパリンを放出します。

リンパ球　やや小型の細胞で、大きな濃い楕円形の核をもちます。T細胞は細胞性免疫で働き、B細胞は分化して形質細胞となり抗体を産生します。

単球　大型の細胞で、核は薄く馬蹄形〜類円形をしており、広い細胞質に空胞をもちます。強い貪食作用と抗原提示作用があります。骨髄に余分なストックがなく、炎症の後から血液中に増加します。組織に入ると膨大して**マクロファージ**となります。それぞれの臓器で呼び名が変わり、例えば、肝臓では**クッパー細胞**、肺胞では**肺胞マクロファージ**、脳では**ミクログリア細胞**と呼ばれます。

好中球

好酸球

好塩基球

リンパ球

単球

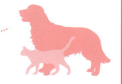

CHAPTER 5
呼吸器系に作用する薬

1. 呼吸器系の解剖生理

呼吸器系は大きく**上部気道**と**下部気道**に分けられ、上部気道は外鼻孔と鼻腔、咽頭、喉頭、気管からなり、下部気道は気管支、肺からなります。

呼吸には**外呼吸**と**内呼吸**があり、外呼吸とは肺でのガス交換、内呼吸とは組織（細胞）での呼吸のことです。

呼吸を調節する中枢は、延髄の呼吸中枢と橋の呼吸調節中枢にあります（p.34、図2-2参照）。

呼吸運動は神経系の反射調節と体液性の調節を受けています。神経系の反射調節は**ヘーリング・ブロイエル反射**といわれ、肺が広げられると**肺胞伸展受容器**が刺激され、求心性インパルスが働き反射的に呼息を起こし、逆に縮小すると吸息に切り替えられます。**体液性調節**では血液中の酸素（O_2）や二酸化炭素（CO_2）の濃度とpHによって頸動脈体の化学受容器が刺激され呼吸調節が行われます。

2. 呼吸興奮薬

呼吸興奮薬は、換気障害時の呼吸確保に用いられます。帝王切開時の胎子仮死、麻酔事故などで適応となります。

CO_2は化学受容器を介して呼吸興奮を起こします。血中のCO_2分圧が上昇すると呼吸深度が増加し、呼吸回数も増加することによります。酸素吸入の際に炭酸ガスを混入するのはそのためです。

- ドキサプラム（ドプラム®）、ロベリン：化学受容器を刺激し、中枢性、反射性に呼吸を促進します。帝王切開時、新生子が無呼吸の場合に蘇生を目的に使用することがあります。
- ジモルホラミン（テラプチク®）：延髄の呼吸中枢を刺激し呼吸促進をします。

3. 鎮咳薬

　細菌や塵などの異物が気道粘膜を刺激すると咳中枢が興奮し、気管平滑筋を収縮して**咳**が出ます。咳を起こす要因には、気道粘膜の刺激、過敏症、気道の圧迫、中枢、内臓からの刺激、胸膜の刺激があり、気道分泌物の排出を伴う**湿性咳**と、伴わない**乾性咳**に分かれます。

　咳は、異物を気道から排除するための防御機能です。そのため、病因を治すことが第一で、むやみに咳を止めないほうがよいこともあります。しかし、咳が続き、呼吸が困難な場合は鎮咳薬を用います。

[1] 麻薬性鎮咳薬
　麻薬性ですが、1％以下の製薬は麻薬として扱われません。咳中枢を抑制し強い鎮咳作用を示します。強い鎮静作用があり、呼吸や心臓も抑制します。

- コデイン（リン酸コデイン）：鎮咳作用が必要な気管支肺疾患に使用します。
- ジヒドロコデイン（リン酸ジヒドロコデイン）：鎮咳作用がコデインの約1.4倍です。

[2] 非麻薬性鎮咳薬
　鎮咳効果はコデインとほぼ同じかやや弱いですが、副作用が少ない薬です。

- デキストロメトルファン（メジコン®）、ジメモルファン（アストミン®）：副作用が少ない薬です。
- ブトルファノール（ベトルファール®）：咳中枢を抑制するオピオイド作動薬です。鎮咳作用が必要な気管支肺疾患に使用します。

[3] 末梢性鎮咳薬
　鎮咳作用のほかに、気管支拡張や局所麻酔作用をもつ薬があります。

- ベンゾナテート（TESSALON®）：肺伸展受容体に作用して咳を鎮めます。

4. 去痰薬

痰の粘稠度が高くなると、気管壁に膠着して気道を閉塞し、激しい咳を誘発したり細菌感染の原因となったりします。去痰薬は、痰の粘度を低下させたり排泄を促進して痰を除去する薬です。粘液修復薬と気道粘液溶解薬があります。

[1] 気道粘液修復薬

気道内の粘膜上皮の線毛細胞の修復することにより粘膜分泌を促進します。

- ブロムヘキシン（ビソルボン®）：非感染性の粘性痰に有効です。
- カルボシステイン（ムコダイン®）：気管支炎などが原因の痰に使用します。
- 桜皮エキス（十味敗毒湯）：作用機序はよくわかっていません。

[2] 気道粘液溶解薬

痰のムコ蛋白を切断・分解することにより、気道の粘液を溶解します。

(1) システイン誘導体

気道粘液中のムコタンパクを分解して粘稠度を低下させます。

- アセチルシステイン（ムコフィリン®）：気管支炎などが原因の痰に使用します。
- メチルシステイン（ゼオチン®）：気管支炎などが原因の痰に使用します。
- エチルシステイン（チスタニン®）：気管支炎などが原因の痰に使用します。

(2) 酵素製剤

気道粘液の粘稠度を低下させる酵素製剤で、粘液を溶解します。

- 塩化リゾチーム：副作用はほとんどありませんが、卵アレルギーがあると使えません。

(3) 界面活性剤

界面活性作用で痰の粘稠性を低下させます。ブロムヘキシンとの併用は禁忌です。

- チロキサポール（アレベール®）：ネブライザーにエアゾル安定剤として使用します。

5. 気管支拡張薬

気管支喘息は、発作的な呼吸困難を主症状とする炎症性の呼吸器疾患です。病原微生物やさまざまな化学物質が**アレルゲン**(抗原)として体内に入るとこれが免疫系細胞を刺激し、B細胞が抗体を産生します。さらに、抗体は肥満細胞やマクロファージ、好中球などに結合し、これらの細胞で**ヒスタミン、プロスタグランジン**(PG)、**トロンボキサン**(TX)などのケミカル(化学)メディエーターを産生・放出します。これらのケミカルメディエーターは気管支平滑筋あるいは粘膜細胞にある特異的な受容体に結合して気管支平滑筋を収縮し、あるいは粘膜細胞の浮腫・腫脹が起き、喘息が発症すると考えられています(図5-1)。

喘息の治療では、化学メディエーターの産生・放出を阻害する目的でステロイド系抗炎症薬や非ステロイド系抗炎症薬を、放出されたケミカルメディエーターが受容体に結合するのを阻害する目的で各種の受容体拮抗薬を、また、気管支平滑筋の収縮を抑制する目的でβ受容体作動薬およびキサンチン誘導体を使用します。そして、これらの薬は症状に応じて併用します。

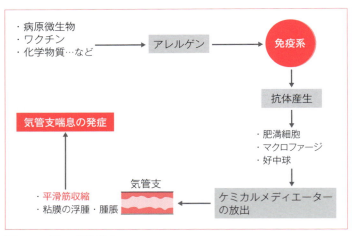

図5-1 喘息の発生機序

[1] 受容体拮抗薬

気管支喘息にはさまざまなケミカルメディエーターが関与しますが、臨床症状から特定するのは難しいので抗ヒスタミン薬、抗コリン薬、抗ロイコトリエン薬、抗トロンボキサン薬を試験的に投与して症状の変化をみます。

(1) 抗コリン薬

副交感神経の興奮に伴う気管支平滑筋収縮を阻害します。喘息の緩和作用はβ受容体作動薬より弱い薬です。

- イプラトロピウム（アトロベント®）：エアロゾルとして吸入投与します。

(2) 抗ロイコトリエン薬

ロイコトリエンによる気管支平滑筋の収縮、粘液分泌亢進、気道への好酸球および好塩基球の浸潤を抑制します。

- プランルカスト（オノン®）：予防効果は高いが、喘息発作は緩和しません。

(3) 抗トロンボキサン薬

トロンボキサンによる気管支平滑筋の収縮、粘液分泌亢進を抑制します。

- セラトロダスト（ブロニカ®）：比較的軽度な喘息に適応しますが、単独での効果は弱いです。

[2] β受容体作動薬

アドレナリン$β_2$受容体に選択的に作用し、気管支平滑筋を弛緩し、気管を拡張します。

- テルブタリン（ブリカニール®）：気管支を拡張することで症状の改善が期待できる気管支肺疾患に使用します。
- サルブタモール（ベネトリン®）：経口のほかに吸入投与もあります。

[3] キサンチン誘導体

ホスホジエステラーゼを阻害し、cAMPの分解を抑制することやアデノシン受容体拮抗により、気管支平滑筋を弛緩します。

- テオフィリン（テオドール®、テオロング®）：気管支拡張で症状の改善が期待できる気管支肺疾患に使用します。
- アミノフィリン（ネオフィリン®）：テオフィリンの水溶性誘導体です。
- ジプロフィリン：経口薬と注射薬があります。

CHAPTER 5　演習問題

問題 1　気管支拡張薬はどれか。
① コデイン
② アミノフィリン
③ メチエルシステイン
④ ブロムヘキシン
⑤ ドキサプラム

問題 2　帝王切開時の新生子の蘇生に使用する薬として、正しいものを 1 つ選びなさい。
① エナラプリル
② フロセミド
③ ドキサプラム
④ オメプラゾール
⑤ メトクロプラミド

問題 3　呼吸に関する薬または化学物質と、作用部位、薬理作用についての組合せのうち、誤っているものを 1 つ選びなさい。
① ジヒドロコデイン…　咳中枢………………………　鎮咳
② ジモルホラミン……　呼吸中枢……………………　呼吸興奮
③ ベンゾテナート……　肺伸展受容器………………　鎮咳
④ サルブタモール……　気管支平滑筋 β 受容体……　気管支拡張
⑤ 二酸化炭素…………　圧受容体……………………　呼吸抑制

▶解答は p.149 へ。

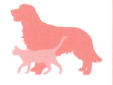

CHAPTER 6
泌尿器系に作用する薬

1. 泌尿器系の解剖生理

泌尿器系は、腎臓、尿管、膀胱、尿道からなります。ここでは、さまざまな薬理作用と密接なかかわりをもつ腎臓の構造と働きについてみていきましょう。

[1] 腎臓の構造

腎臓は、**皮質**と**髄質**に分かれます。皮質にはネフロン（腎単位、図6-1）があり、ネフロンは**腎小体**と**尿細管**からなります。

> **memo** ネフロンは犬で約40万個、猫で約30万個あります。

腎小体は、**糸球体**とそれを包む**ボーマン嚢**からなります。

尿細管は、ボーマン嚢底部から続く1本の管腔で、近位尿細管→ヘンレのループ（下行脚→上行脚）→遠位尿細管→集合管へと続きます。

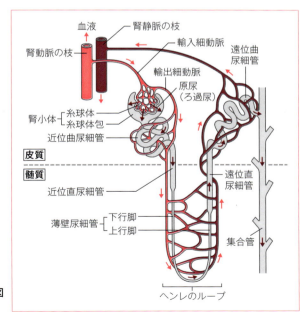

図6-1 ネフロンの模式図
（文献2より引用改変）

[2] 腎臓の働き

腎臓の働きは、尿の生成、血液量の調節、リン（P）、カルシウム（Ca）の代謝調節、**エリスロポエチン**（造血ホルモン）の分泌、**レニン**（p.108参照）の分泌です。

糸球体から濾過された原尿が（糸球体濾過）、尿細管の中を流れていく間に成分の99％が吸収され（尿細管再吸収）、尿細管壁からの分泌を受け（尿細管分泌）、尿が生成されます。

(1) 糸球体濾過

糸球体は毛細血管がボール状につめこまれた構造をしており、高い圧力がかかるため、血管壁は浸透圧が高くなっています。糸球体毛細血管から水や分子量の小さな物質が、内皮細胞→基底膜→足細胞の3層を通過し、ボーマン嚢内へ原尿としてこし出されます（**限外濾過**）。

(2) 尿細管再吸収

近位尿細管では、ナトリウムイオン（Na^+）の能動輸送に伴いグルコース、アミノ酸、ビタミンのほぼ100％と、重炭酸イオン（HCO_3^-）やその他の電解質が再吸収されます。また、濃度勾配に従い約80％の水が再吸収されます。

ヘンレのループの髄質へ直走する下行脚では、腎髄質深部ほど浸透圧が高いため、水が再吸収され尿の濃縮が進みます。皮質へ直走する上行脚では、Na^+、カリウムイオン（K^+）、クロールイオン（Cl^-）の再吸収が起こります。

遠位尿細管では、**電解質コルチコイド**の**アルドステロン**により、Na^+の能動輸送による再吸収とK^+の分泌が促進されます。

集合管では、**バソプレシン**により水の再吸収量は増加します。

(3) 尿細管分泌

尿素、尿酸、クレアチニン、馬尿酸、アンモニア、グルクロン酸など不要物質や薬物などは糸球体濾過に加え、尿細管細胞壁から尿細管内へ分泌され、体外へと排出されます。近位尿細管ではNa^+再吸収と交換にH^+を分泌し（**炭酸脱水酵素**が関与）、遠位尿細管ではK^+を分泌します（アルドステロンが関与）。

2. 利尿薬

尿量を増加させる薬を利尿薬といいます。

利尿薬は、その作用機序によってループ利尿薬、チアジド系利尿薬、アルドステロン拮抗薬、浸透圧利尿薬に分類されます。

尿量の増加は、体内を循環する体液、特に細胞外液（血液、リンパ液、間質液）の量を減少させることになるので、利尿薬は、細胞外液として貯留した水を排泄し、**浮腫**や**腹水**、**肺水腫**を改善する目的で使用されます。また、結果として血圧が低下し心負荷が軽減されるので、**心不全治療薬**としても使用されます。

[1] ループ利尿薬

主に近位尿細管に作用し、水、Na^+、Cl^-の再吸収を抑え、強力な利尿効果を発現します。**うっ血性心不全**、**腎不全**にともなう浮腫に適用し、副作用として**低カリウム血症**があります。ジキタリスとの併用、猫で蓄積が起こることがあり、水分とともに電解質、特にK^+の排出が促進されるので食欲不振の動物に対しては脱水、低カリウム血症などに注意が必要です。

- フロセミド（ラシックス®）：最も強力な利尿薬で、ほとんどの浮腫に有効です。
- トラセミド（ルプラック®）：カリウム保持性利尿薬の作用もあわせ持っています。持続作用はフロセミドより長い薬です。

[2] チアジド系利尿薬

主に遠位尿細管に作用し、ループ利尿薬に比べて作用が弱く利尿過多になる危険が少ないのが特徴です。浮腫時の利尿、腎性尿崩症に適用し、副作用として低カリウム血症があります。

- ヒドロクロロチアジド（ニュートライド）：シュウ酸カルシウム結石の再発につながる高カルシウム尿症の予防のために使用されます。

[3] カリウム保持性利尿薬

遠位尿細管、集合管での Na^+ の再吸収を抑制するため、水分子の移動が起こらなくなり水の再吸収が抑制されます。K^+ の分泌も抑制されるので体内に K^+ が保持されます。

重症心不全の際に、ループ利尿薬、チアジド系利尿薬による血中 K^+ 低下を防ぐために併用されます。

- スピロノラクトン（アルダクトン®）：抗アルドステロン薬です。効果が現れるまで数日かかります。
- トリアムテレン（トリテレン®）：Na^+ チャネルを抑制します。

[4] 浸透圧利尿薬

主に近位尿細管で、原尿の濃度を上昇させることで、組織から水分が移動し、尿量が増加します。血液浸透圧を上昇させ、高血圧を引き起こすため、循環不全の改善薬としては使用できません。

頭部外傷による脳浮腫があり脳圧を下げたいとき、緑内障で眼圧を下げたいとき、中毒で毒物を排出したいときなどに適用します。

- D-マンニトール：点滴静注にて投与します。
- グリセリン（グリセオール®）：点滴静注にて投与します。

3. その他の泌尿器薬

[1] 尿毒素治療薬（吸着薬）

球形炭素微粒体で、炭素の持つ吸着作用により、腎臓から尿として排出されるべき腸管内の尿毒症毒素を吸着し、糞便とともに排出します。猫の慢性腎不全、尿毒症で適用します。消化管の通過障害のある動物へは使用禁忌です。

- 薬用炭（クレメジン®、ネフガード®）：他剤と併用する場合は、時間をずらして投与します。
- ケイ酸アルミニウム（アドソルビン®）：腸管内で表面にリンや有害物質を吸着して糞便とともに排出します。細菌性下痢を抑えたり、高リン血症を防ぐのに適用します。

[2] 尿酸生成抑制薬

肝臓のキサンチンオキシターゼを阻害して尿酸の生成を抑制します。人の痛風治療薬や、ダルメシアンが好発犬種である尿酸アンモニウム尿石症で適用になります。

- アロプリノール（ザイロリック®、サロベール®、プロデック®）：尿酸アンモニウム尿石の溶解と予防に使います。

[3] 尿酸性化薬

アミノ酸の一種で代謝されて尿へ硫酸塩として排出されるため尿を酸性化します。ストラバイト結石で適用になります。

- メチオニン（DLメチオニン）：尿を酸性化することでストラバイト結石を予防します。

[4] 尿アルカリ化薬

アシドーシスの治療に、経口投与あるいはブドウ糖との配合輸液として用います。

- 炭酸水素ナトリウム（メイロン®）：投与量は欠乏量を測定してから決めます。

[5] 尿崩症治療薬

バソプレシン（抗利尿ホルモン）誘導体で、錠剤のほかにスプレー剤（点鼻薬）が人の臨床現場で使用されています。血圧上昇の副作用が少ないのが特徴です。人の下垂体性尿崩症に適用になります。腎性尿崩症にはバソプレシン製剤は無効なため、チアジド系利尿薬が用いられます。

- デスモプレシン（DDAVP）：バソプレシン製剤で、中枢性の尿崩症の治療に使います。

CHAPTER 6　演習問題

問題1　利尿薬に関する次の記述のうち、誤っているものを1つ選びなさい。
①心不全治療薬としても使用されるものもある。
②脱水状態の動物には使用しない。
③ループ利尿薬は、最も強力な利尿薬である。
④体内カリウム保持のための利尿薬がある。
⑤利尿薬の強さは、種類によらずいずれも同じである。

問題2　利尿薬による臨床効果についての次の記述のうち、誤っているものを1つ選びなさい。
①腎不全時に尿量を増加させる。
②毒物や過剰投与してしまった薬の排泄を促進させる。
③心疾患や肝疾患、腫瘍などによって生じた腹水を軽減させる。
④緑内障の治療に用い、毛様体での眼房水生成を抑制する。
⑤血圧を上昇させる。

問題3　高カルシウム尿症を予防する利尿薬はどれか。
①トリアムテレン
②フロセミド
③ヒドロクロロチアジド
④バソプレシン
⑤マンニトール

問題4　低カリウム血症予防する利尿薬はどれか。
①スピロノラクトン
②フロセミド
③ヒドロクロロチアジド
④バソプレシン
⑤イソソルビド

▶解答は p.149 へ。

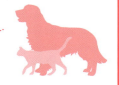

CHAPTER **7**

消化器系に作用する薬

1. 消化器系の解剖生理

　消化器系は、消化管と消化腺からなります。
　消化管は**口腔**、**食道**、**胃**、**小腸**(十二指腸、空腸、回腸)、**大腸**(盲腸、結腸、直腸)、肛門からなり、消化腺には**肝臓**、**膵臓**などが含まれます。
　消化管は食餌を輸送しながら消化腺で生成され分泌された消化液と混合し、吸収可能な低分子物質へと分解し、栄養素を吸収します。
　消化管の運動や分泌機能が障害されると、食欲不振、消化不良、胃炎、潰瘍、嘔吐、下痢または便秘などを引き起こします。消化器系作用薬は、これらの機能異常に対して用いる薬です。

2. 潰瘍治療薬

　胃液は、**胃腺**から分泌された成分の混合液です。胃腺は**主細胞**、**壁細胞**、**副細胞**からなり、主細胞はペプシノーゲンを分泌し、壁細胞は**胃酸**(HCl)を、副細胞は**粘液**を分泌します。
　幽門付近の胃壁の**G細胞**からは、**ガストリン**というホルモンが分泌され、これが**ヒスタミン**を介して**胃酸**分泌を促進します。
　胃酸の分泌は、ヒスタミン(オータコイド)、アセチルコリン(ACh、副交感神経伝達物質)、ガストリン(ホルモン)によって調節されていますが、ストレスや薬、微生物の影響で胃酸分泌が過剰になることがあります。胃酸は酸性度が非常に強いため、胃の粘膜は粘液によって保護されています。
　壁の攻撃因子として胃酸、**ペプシン**などがあり、それに対する防御因子として、粘液、粘膜血流などがあります。
　胃潰瘍や**逆流性食道炎**、**十二指腸潰瘍**などの消化性潰瘍では、この攻撃因子と防御因子のバランスが崩れ、自己の生産する胃液によって胃壁が消化され、糜爛や潰瘍を生じています。

[1] 胃酸抑制薬
胃酸分泌が過剰なときに、攻撃因子である胃酸の分泌を抑えます。

(1)抗ヒスタミン薬(H2受容体拮抗薬／H2ブロッカー)
胃粘膜細胞壁のヒスタミンH2受容体を遮断して胃酸分泌を抑制するとともに、十二指腸および空腸からのセクレチン分泌も抑制されます。

- シメチジン(タガメット®)：副作用は少ないですが、併用に注意しなければならない薬があります。
- ファモチジン(ガスター®)、ラニチジン(ザンタック®、ラニザチジン)：副作用が少ない薬です。

(2)抗コリン薬(ムスカリン受容体拮抗薬)
胃腺のムスカリン受容体のうちM1受容体に選択的に結合してにアセチルコリン(ACh)を遮断し、胃酸分泌を抑制します。

- ピレンゼピン(ガストロゼピン®)：胃運動は抑制しませんが、胃酸分泌を抑制します。
- ブチルスコポラミン臭化物(ブスコパン®)：胃酸分泌抑制作用は弱いですが、胃運動を抑止します。

(3)プロトンポンプ阻害薬
壁細胞のプロトンポンプ(H^+能動輸送により胃酸分泌を促進する)の作用を直接阻害するので強力に胃酸分泌を抑制します。

- オメプラゾール(オメプラール®、オメプラゾン®)：食道や胃の潰瘍の予防治療に使います。
- ランソプラゾール(タケプロン®)：食道や胃の潰瘍の予防治療に使います。

(4)制酸薬(アルカリ性化合物)
胃酸を中和します。即効性がありますが、pHが上がった反動で胃酸分泌が増すので長くは使えません。市販の胃腸薬にも配合されています。

- 水酸化アルミニウム・水酸化マグネシウム配合剤(マーロックス®懸濁用配合顆粒)
- 重曹(炭酸水素ナトリウム)(重曹)：即効性がありますが、長期間は使えません。

[2] 防御因子増強薬
消化性潰瘍の際に、防御因子である粘液分泌や粘膜血流を活性化します。

(1) プロスタグランジン製剤
粘液の分泌を促進し、胃粘膜の血流を増加します。ヒスタミン、ガストリンによる胃酸分泌の抑制作用もあります。非ステロイド系抗炎症薬（NSAIDs）の副作用で起きる胃潰瘍の予防に使用しますが、子宮出血や流産の可能性があるため妊娠中は使用禁忌です。以下の薬はいずれも NSAIDs による潰瘍の予防に使います。

- ミソプロストール（サイトテック®）
- オルノプロスチル

(2) 粘膜保護薬
胃酸に対する防御因子を強めて胃の粘膜を保護します。

- スクラルファート（アルサルミン®）：胃粘膜表面のタンパク質と結合して潰瘍面に被膜をつくり、保護します。
- テプレノン（セルベックス®）：胃粘膜成分、アルカリ分泌を促進し、粘膜を修復します。

[3] その他の潰瘍治療薬（ドパミン受容体拮抗薬）
消化管運動を亢進させて胃内容物の通過をスムーズにします。制吐薬としても使われます。以下の薬はいずれも上部消化管の運動を促進して、嘔吐を抑制します。

- メトクロプラミド（プリンペラン®、テルペラン®）
- ドンペリドン（ナウゼリン®）
- スルピリド（ドグマチール®、ミラドール®）

3. 催吐薬と制吐薬

嘔吐は、異物や有害物質などを摂取した際に、胃または腸からその内容物を排出させる生体防御反応です。動物では、胃、十二指腸、腹膜、腎被膜に対する刺激が延髄の嘔吐中枢に伝えられ嘔吐が起こる**反射性嘔吐**がほとんどです。また、嘔吐中枢にニューロンで連結する化学受容器引き金帯（CTZ）が刺激されても嘔吐が誘発され、これを**中枢性嘔吐**といいます。

[1] 催吐薬

催吐薬は、有害なものを誤飲したような場合、胃内容物を吐出させるために用いられますが、催吐薬が使用できないこともあります。例えば、ガソリンや軽油など揮発性液体を摂取した場合、動物が極度の沈うつまたは意識がない場合、けいれんがみられる場合、強酸や強アルカリなどを摂取した場合、有害物質を摂取してから時間が経過している場合、胃捻転を起こしている場合や食道に損傷がある場合、ウサギやハムスターなど嘔吐のできない動物の場合などです。

(1) 中枢性催吐薬

CTZのドパミン受容体を刺激して嘔吐を起こします。

- アポモルヒネ：犬に対して有効な催吐作用を示します。
- キシラジン（セラクタール®）：猫で鎮静用量より少ない量で嘔吐を起こします。
- メデトミジン（ドミトール®、ドルベネ®）：猫ではキシラジンよりもよく使用されます。

(2) 末梢性催吐薬

胃、十二指腸粘膜を刺激して反射的に嘔吐を起こします。

- 過酸化水素水：3%溶液を使用します。
- トコン末（トコン）：局所的に胃を刺激して嘔吐を起こします。
- トラネキサム酸（トランサミン®）：作用機序は不明です。

[2] 制吐薬

嘔吐を繰り返すと、水分とともに塩酸（HCl）、ナトリウムイオン（Na^+）、カリウムイオン（K^+）などの電解質も喪失し、代償性アルカローシスを引き起こす危険があります。制吐薬は、嘔吐が続く場合や、**動揺病**（**乗り物酔い**）予防に用います。

(1) フェノチアジン誘導体

CTZのドパミン受容体に拮抗して制吐作用を示します。

- クロルプロマジン（ウインタミン®）：薬の影響による嘔吐を鎮めるために使います。

(2) ドパミン受容体拮抗薬

CTZのドパミン受容体に拮抗して制吐作用を示します。

- メトクロプラミド（プリンペラン®、テルペラン®）：上部消化管の運動を促進して、嘔吐を抑制します。
- ドンペリドン（ナウゼリン®）：上部消化管の運動を促進して、嘔吐を抑制します。
- イトプリド（ガナトン®）：コリンエステラーゼ阻害作用もあります。

(3) 抗ヒスタミン薬

平衡感覚刺激を遮断して制吐作用を示すため、胃腸刺激に対しては無効です。

- ジフェンヒドラミン（レスタミン®）：動揺病の予防に使用します。
- プロメタジン（ヒルビナ®）：動揺病の予防に使用します。

(4) 5-HT受容体拮抗薬

迷走神経とCTZに作用して嘔吐を抑制します。抗悪性腫瘍薬の副作用で起こる嘔吐の抑制に使用します。

- グラニセトロン（カイトリル®）：ほかの制吐薬に比べて高価です。

(5) ニューロキニン受容体拮抗薬

嘔吐中枢、CTZに分布するニューロキニン受容体を阻害して制吐作用を示します。

- マロピタント（セレニア®）：犬の急性嘔吐や動揺病などに使います。

4. 下痢治療薬（止瀉薬）と下剤（瀉下薬）

[1] 下痢治療薬（止瀉薬）

下痢とは水分の多い糞便をいいます。何らかの原因で腸管運動が亢進して、水を十分に吸収しないまま糞便として排泄されることによって引き起こされる場合と、腸管粘膜から水が過剰に移動しているか、水の吸収が少ない場合に下痢となります。

原因としては中毒、細菌・寄生虫、消化管壁の炎症、食物、心因性などさまざまです。下痢はむやみに止めるのではなく、下痢の種類と原因にもとづいて治療に使用する薬を決定する必要があります。

止瀉薬は、下痢を治療する薬で、腸管運動を調整するものと、分泌過剰を抑制するものとがあります。

(1) 収れん薬

収れん薬は腸粘膜に皮膜を形成し、細菌毒素による刺激から粘膜を保護します。

- 次硝酸ビスマス：副作用はまれです。
- タンニン酸アルブミン（タンナルビン）：経口鉄剤と併用すると作用が弱まります。

(2) 吸着薬

腸内の有害物質を吸着します。腎不全・尿毒症の治療にも使用されます。

- ケイ酸アルミニウム（アドソルビン®）：細菌性腸炎には使いません。
- 薬用炭（カーボン、クレメジン®）：中毒や毒素による下痢に使います。

(3) 水分抑制薬

腸における塩分・水分の分泌を抑制します。腸管内殺菌作用もあるため、細菌性下痢の治療によく使用されます。

- ベルベリン（フェロベリン®、デルクリアー®）：感染を伴う下痢には推奨されません。

(4) オピオイド作動薬

腸管運動を調整する薬で、アセチルコリン（ACh）を抑制して腸蠕動を抑え、食物の停滞時間を延ばします。細菌性下痢には無効です。

- ロペラミド（ロペミン®）：急性の下痢に使用されます。

(5) 抗コリン薬

腸管運動を調整する薬で、副交感神経を遮断し消化運動を低下させ、腹痛も緩和します。

- ブチルスコポラミン臭化物（ブスコパン®）：下痢に対して短期間使用します。

[2] 下剤（瀉下薬）

腸管内容物の水分含有量を増加させるなど、さまざまな作用で排便を促進する薬を下剤（瀉下薬）といいます。

(1) 粘滑性下剤

腸粘膜表面に付着して膜をつくる粘滑作用により、便の排出を容易にします。

- ワセリン：猫の毛球による便秘に使います。
- グリセリン：体温の近くまで加温すると効果が上がります。
- 流動パラフィン（ラキサトーン）：明らかな副作用はありません。

(2) 膨張性下剤

腸管内で水を吸収して膨張することで、腸粘膜に刺激を与え、穏やかに蠕動運動を亢進します。

- カルメロース（寒天、繊維）（カルメロースナトリウム）：犬や猫ではあまり使われません。

(3) 塩類性（浸透圧性）下剤

腸管から吸収しにくい性質のため、腸内容物への浸透圧が高まり水分が腸管へ移動します。以下の薬はいずれも強い作用がありますが、味に苦みがあります。

- 硫酸ナトリウム
- 硫酸マグネシウム

(4) 刺激性下剤

小腸を刺激するタイプ（小腸性）と大腸を刺激するタイプ（大腸性）があります。

- ヒマシ油：即効性に小腸の運動を亢進させるので、栄養が損失します。
- ダイオウ、アロエ、センナ：大腸を刺激し遅行性に排便を促進、便秘に用います。

(5) 糖類下剤

合成糖類は消化されずに大腸まで達し、浸透圧作用で排便を促します。腸管内のpHを低下させるので高アンモニア（NH_3）血症にも使用します。

- ラクツロース（モニラック®）：猫の巨大結腸症による重症の便秘に使用します。

5. 肝臓疾患の薬

　肝臓は、栄養血管としての肝動脈と門脈からの輸入血管が存在する体内最大の臓器で、約500もの作用を有する生体の化学工場といわれています。その主な働きは、栄養素の代謝、物質の不活化・解毒、血漿タンパクの生成、尿素の合成、胆汁の生成、生体防御作用、血液の貯蔵、体温の発生などです。

　物質の不活化や生体防御作用を肝臓そのものが担っているために、肝疾患などで肝臓機能が低下した場合、回復が困難となります。

[1] 肝機能改善薬

　急性・慢性肝炎や、肝硬変などさまざまな肝疾患の場合に肝臓機能を高めたり、免疫機能を調整したりします。

- グルタチオン（タチオン®）：肝臓の解毒作用を増強します。
- グリチルリチン酸（強力ネオミノファーゲンシー®）：インターフェロンを誘起し、ナチュラルキラー（NK）細胞を活性化することにより生体防御作用を増強します。

[2] 利胆薬

　脂質の消化にかかわる胆汁は肝臓で生成されますが、胆嚢に蓄えられた胆汁の分泌が滞った場合には、分泌を促進させる利胆薬が用いられます。

- ウルソデオキシコール（ウルソ®）：胆汁成分を増加させて胆汁分泌を促進します。胆管の完全閉塞の場合は使用できません。胆嚢炎、胆管炎などを伴う肝疾患の際に使用します。

note

6. 膵臓疾患の薬

　膵臓は、糖、タンパク質、脂肪を分解する消化酵素を分泌する働き（**外分泌**）と、血糖を調節するインスリン、グルカゴン、ソマトスタチンなどのホルモンを血中に分泌する働き（**内分泌**）があります。内分泌細胞（**ランゲルハンス島**）は、外分泌組織の中に散在しています。膵液によって膵臓自身が消化される**膵炎**には、次の薬が使用されます。

[1] 膵液分泌抑制薬

　膵炎では、膵臓が分泌する過剰な膵液によって自己消化を起こしているため、膵液分泌を抑制することが必要となります。抗ヒスタミン薬（H2受容体拮抗薬）を使用すると、胃酸分泌を抑制することにより、セクレチン分泌が抑制され、結果的に膵液分泌が抑制されます。

- シメチジン（タガメット®）：副作用が少ない薬ですが、併用に注意が必要な薬が複数あります。
- ファモチジン（ガスター®）：副作用が少ない薬です。

[2] タンパク分解酵素阻害薬

　膵炎では、膵液によるタンパク分解作用によって膵臓が自己消化されているため、膵臓がつくるタンパク分解酵素トリプシンの活性化を抑えます。そこで、タンパク分解酵素阻害薬を使い、トリプシンの作用を阻害します。

- カモスタット（フオイパン®）：経口薬として使います。
- ガベキサート（エフオーワイ®）：血小板凝集抑制作用もあります。

CHAPTER 7　演習問題

問題 1　次の記述のうち、誤っているものを 1 つ選びなさい。
①止瀉薬とは、下痢治療の際の使用される薬のことである。
②緩下薬とは、腸の内容物を排出させる薬のことである。
③催吐薬とは、嘔吐を発現させる薬のことである。
④異物による閉塞が疑われる症例では、催吐薬は使用しないほうがよい。
⑤アルカリ電池を飲み込んだ場合、速やかに催吐処置をすべきである。

問題 2　猫で最も強力な催吐薬を 1 つ選びなさい。
①ラクツロース
②キシラジン
③アポモルヒネ
④メトクロプラミド
⑤過酸化水素

問題 3　胃に作用する薬に関する記述のうち、誤っているものを 1 つ選びなさい。
①ファモチジンは、胃酸分泌を亢進する。
②スクラルファートは、潰瘍面に皮膜をつくる。
③メトクロプラミドは、消化管運動を促進する。
④オメプラゾールは、胃酸分泌を強力に抑制する。
⑤スコポラミンは、副交感神経を遮断して胃酸の分泌が低下する。

問題 4　次の薬のうち、胆汁分泌を促進する薬を 1 つ選びなさい。
①アモキシシリン
②トラネキサム酸
③ウルソデオキシコール
④プレドニゾロン
⑤グルタチオン

▶解答は p.149 へ。

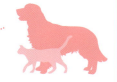

CHAPTER 8
ホルモンとホルモン薬

1. ホルモンと内分泌

[1] 外分泌と内分泌
　分泌には**外分泌**と**内分泌**があります。導管を介して化学物質を体表や器官内へ放出することを外分泌といい、外分泌腺には消化腺、唾液腺、汗腺、涙腺などがあります。ホルモンが関与するのは内分泌です。
　内分泌は化学物質を直接血液中に分泌することをいい、分泌物は血流によって標的器官に運ばれます。**内分泌腺**はホルモンをつくって分泌します。内分泌系の器官としては、甲状腺、上皮小体、副腎、生殖器、松果体などがありますが、泌尿器系の腎臓や、消化液を外分泌する膵臓、さらに神経組織も、ホルモンを分泌する内分泌系器官の一面を有しています。内分泌系と神経系は、協調しあうことによって環境の変化に適応し、ホメオスタシスを維持しています。

[2] 化学構造によるホルモンの分類
　ホルモンは化学構造により**ステロイドホルモン、ペプチドホルモン**（タンパク質）、**アミン型ホルモン**の3つに分けられます。

(1) ステロイドホルモン
　血中コレステロールから滑面小胞体の酵素により修飾されて合成されます。貯蔵はされず単純拡散されます。疎水性のため、血液中では血漿タンパクに結合して運搬され、脂溶性のため標的細胞膜を通過し、細胞質内受容体に結合します。**性ホルモン、副腎皮質ホルモン**が含まれます。

(2) ペプチドホルモン（タンパク質）
　遺伝子（DNA）に従ったアミノ酸配列により、**粗面小胞体**のリボソームで生成されます。親水性で、細胞膜受容体に結合する、水溶性のホルモンです。

(3) アミン型ホルモン

　細胞内アミノ酸が酵素反応を経て合成されるホルモンです。ペプチドと同様に開口分泌されます。甲状腺ホルモンは核内受容体に結合します。**カテコールアミン、甲状腺ホルモン、メラトニン**などが含まれます。

[3] ホルモンの分泌調整

　ホルモンの分泌量が不足しても過剰となっても生体には障害が生じてしまうので、次のような機構によりその血中濃度が調整されています。

(1) 分泌の階層性

　ホルモンの分泌量は、上位ホルモンから下位ホルモンへと階層的に支配されています。多くは、視床下部から分泌されるホルモンによって、下垂体前葉ホルモンの分泌が調節され、下垂体前葉ホルモンによって、下位の内分泌腺からのホルモン分泌が調節されます。

　例えば、視床下部からの**副腎皮質刺激ホルモン放出ホルモン(CRH)** によって下垂体前葉からの**副腎皮質刺激ホルモン(ACTH)** の分泌量が調節され、ACTH によって副腎皮質からの**副腎皮質ホルモン**分泌量が調節されます。

(2) フィードバック機構による自己調節

　多くのホルモンの分泌量は負のフィードバック機構によって自己調節されています。つまり、下位の血中ホルモン濃度が低くなれば、上位のホルモン分泌が増加し、高くなれば減少します。

　例えば、甲状腺ホルモンの分泌が過剰のときには負のフィードバックが作動して、甲状腺刺激ホルモン放出ホルモン(TRH)分泌が抑制され、甲状腺刺激ホルモン(TSH)分泌量が低下し、甲状腺ホルモン分泌が低下します。甲状腺ホルモン分泌が不足している場合には、負のフィードバック機構が弱まってそれぞれ分泌抑制が解かれます。

(3) 神経系と内分泌系の相互作用

　ホルモン分泌は神経系によっても調節されています。ストレスや興奮、運動などによって下垂体からのホルモン分泌量が変動しますが、多くは中枢神経によって調節されています。

　例えば、胃腸から分泌されるガストリン、セクレチン、副腎髄質から分泌されるアドレナリンやノルアドレナリンは、自律神経によりコントロールされていて、神経伝達物質アセチルコリン(ACh)の分泌により調節されています。

2. 甲状腺の薬

[1] 甲状腺ホルモン

甲状腺が分泌する主要なホルモンは、**チロキシン(T4)**(サイロニンともいう)と**トリヨードチロニン(T3)**(トリヨードサイロニンともいう)であり、アミノ酸チロシンとヨウ素から合成されます。T3とT4は、血液中では血漿タンパクに結合して運搬され、末梢組織でさらにT4からT3がつくられます。ホルモン作用はT3のほうが強くなります。甲状腺ホルモンの主な作用には、以下の4つがあります。

①**代謝促進作用**：糖質、脂質、タンパク質の代謝を促進します。
②**熱産生作用**：酸素の消費亢進、体温の保持を行います。
③**成長促進作用**：タンパク質の合成、細胞の分化、成長ホルモンと協働作用を行います。
④**循環器への作用**：心拍数・心収縮力増大、カテコールアミン感受性の増加を行います。

[2] 甲状腺機能亢進症

高齢の猫で多発し、**甲状腺腫**により甲状腺ホルモンが過剰に分泌される疾患です。元気で食欲があるにもかかわらず、体重が減少して削痩し、多飲多尿、頻脈、運動亢進、嘔吐などの症状を示し、猫は目力の強い特徴的な表情をみせます。

甲状腺機能亢進症の治療では甲状腺摘出を行うか、もしくは甲状腺ホルモン拮抗薬が使用されます。

- チアマゾール、メチマゾール(メルカゾール®)：チロシン合成を阻害する作用があり、猫の甲状腺機能亢進症の治療に使用されます。副作用として、血液異常、点状出血、嘔吐があります。
- プロピルチオウラシル：副作用事例が高率に出たため適用外となりました。

[3] 甲状腺機能低下症

主に中高齢の犬にみられ、甲状腺萎縮などにより甲状腺ホルモン分泌が減少し、運動不耐性、体重増加、被毛削剛と色素沈着、冷感などの症状を示し、不活発で沈鬱な表情を呈します。**甲状腺機能低下症**の治療では、甲状腺ホルモン薬が用いられます。

- レボチロキシンナトリウム水和物(チラーヂン® S)：合成チロキシンで、犬の甲状腺機能低下症の第一選択薬です。
- リオチロニンナトリウム(チロナミン®)：合成トリヨードチロニンで、合成チロキシンより半減期が短く少量を頻繁に投与します。

3. 糖尿病治療薬

　インスリンは、膵臓の**ランゲルハンス島 β 細胞**から分泌され、血中ブドウ糖濃度(**血糖値**)を低下させる唯一のホルモンです。インスリンの各部位での作用は**表 8-1**の通りです。

表 8-1　インスリンの各部位における作用

作用部位	インスリンの作用
筋肉	糖取り込み、タンパク質合成
脂肪組織	脂肪合成
肝臓	グリコーゲン合成、タンパク質・脂肪合成

　インスリンの作用が低下して高血糖となるのが**糖尿病**です。初期には肥満で多食、多飲多尿がみられ、進行するにつれ食欲不振や嘔吐、また犬では**白内障**を併発します。糖尿病では、血糖値は高いにもかかわらず細胞は飢餓であるため、脂肪分解により血中遊離脂肪酸が増加し、**ケトアシドーシス**に陥ります。さらに病態が進むと、**糖尿病性昏睡**に陥ります。

　糖尿病は、インスリン依存型糖尿病(Ⅰ型)と、インスリン非依存型糖尿病(Ⅱ型)の2つのタイプがあり、膵炎など別の疾患に起因する二次性糖尿病もあります。

　糖尿病治療では、インスリン作用の不足によって生じる高血糖や代謝異常を是正して症状を軽減し、血糖値のコントロールをしながら合併症を防ぎます。

- インスリン：人遺伝子組み換えインスリン、牛由来インスリン、豚由来インスリンなどがあります。**亜鉛水懸濁液**にすることで吸収速度を変えており、作用時間によって**即効型、中間型、特効型**に分かれます。ペプチドのため内服では効果がありません。筋肉注射や静脈点滴、皮下注射などで投与します。
- スルホニル尿酸類(トルブタミドなど)：経口血糖降下薬です。インスリン分泌を促進するもので I 型糖尿病(IDDM)には無効です。アスピリンやサルファ剤併用で効果が増強し、利尿薬やステロイド併用で効果が減弱するので注意が必要です。

4. 副腎皮質ホルモン

　副腎皮質が分泌するホルモンは、すべてコレステロールを前駆物質として生成されるステロイドです。副腎皮質から分泌されるステロイドホルモンのうち、性ホルモン以外のものを**コルチコステロイド**または**コルチコイド**といいます。

　コルチコステロイドには、糖代謝に関与する**糖質コルチコイド（グルココルチコイド）**と、電解質代謝に関与する**電解質コルチコイド（ミネラルコルチコイド）**があります。脳下垂体前葉から分泌される**副腎皮質刺激ホルモン（ACTH）**により分泌が亢進し、フィードバックによって分泌が減少します。

[1] 糖質コルチコイド

　生体内にある糖質コルチコイドのほかに、合成糖質コルチコイド（プレドニゾロン、デキサメタゾンなど）が開発されており、抗炎症薬、免疫抑制薬などとして幅広く用いられています。糖質コルチコイドには以下の作用があります。

①**糖代謝作用**：糖新生促進、血糖値上昇、肝グリコーゲン合成の作用があり、副作用として糖尿病の誘発や悪化があります。
②**脂質代謝作用**：脂質代謝促進、血中遊離脂肪酸増加、脂質分布変化の作用があり、副作用として副腎皮質機能亢進症があります。
③**タンパク質代謝作用**：筋肉異化の作用があり、副作用として筋力低下、筋委縮があります。
④**抗炎症作用、抗リウマチ作用**：毛細血管拡張の作用があり、副作用として消化管潰瘍、創傷治癒の遅延があります。
⑤**免疫抑制作用**：細胞性免疫抑制、体液性免疫抑制の作用があり、副作用として感染症の誘発、悪化があります。
⑥**抗アレルギー作用**：ケミカルメディエーター産生抑制の作用があります。
⑦**血球への作用**：赤血球、好中球の産生促進、リンパ球、単球の産生抑制の作用があります。
⑧**中枢神経への作用**：興奮作用があり、副作用として多幸感、不眠症があります。
⑨**脳下垂体への作用**：負のフィードバックの作用があり、副作用として副腎機能不全症があります。

[2] 電解質コルチコイド

主なものに**アルドステロン**があります。アルドステロンは腎臓の集合管に作用し、ナトリウムイオン（Na^+）の再吸収とカリウムイオン（K^+）の排泄を促進します。

アルドステロンの過剰分泌は、Na^+の体内貯留を起こし、浮腫や高血圧を招きます。

[3] 副腎皮質機能亢進症（クッシング症候群）

副腎皮質の過形成や腫瘍などにより、糖質コルチコイドが過剰に分泌される疾患で、多飲多尿、両側性の脱毛、筋委縮と腹部下垂（ポットベリー）、高血糖、創傷治癒の遅延等の症状を呈します。ステロイド系抗炎症薬の長期投与は、人為的に同様の病態をつくり出します（**医原性クッシング症候群**）。代表的な治療薬は以下の通りです。

- トリロスタン（デソパン®、アドレスタン®）：3βヒドロキシステロイド脱水素酵素を阻害します。
- ミトタン（o,p'-DDD）：CYP17を阻害します。
- テトラコサクチド（コートロシン®）：ACTH刺激試験に使用される合成ACTHである。

[4] 副腎皮質機能低下症

糖質コルチコイド欠乏による代謝異常、電解質コルチコイド欠乏によるNa喪失にともなう循環不全を起こします。皮膚の色素沈着や低血圧、ショックの危険もあります。

- フルドロコルチゾン酢酸塩（フロリネフ®）：代表的な治療薬です。電解質コルチコイドの経口製剤ですが、糖質コルチコイド活性があります。

5. 性ホルモンと子宮収縮薬

性ホルモンには、**雄性ホルモン**(ゆうせい)（アンドロジェン）、**卵胞ホルモン**(らんぽう)（エストロジェン）、および**黄体ホルモン**(おうたい)（ジェスタージェン）があります。

これらの性ホルモンは**ステロイド核**を有し、性腺はもちろん副腎皮質や胎盤でも産生・分泌されます。

> **memo** ステロイド核とは3つの六員環（シクロヘキサン環）と1つの五員環（シクロペンタン環）からなる炭素構造のことです。

[1] 雄性ホルモン薬

精巣で産生される雄性ホルモン(**アンドロジェン**)の代表は**テストステロン**であり、ライディッヒ細胞においてコレステロールから生成されます。テストステロンは下記の作用があります。

> ①**雄性化作用**：雄性生殖器と副生殖器の発達、第二次性徴の発現、精子の成熟を促進します。
> ②**タンパク質同化促進作用**：肉・骨格の発育と赤血球の増殖を促進します。

代表的な雄性ホルモン薬として下記のものがあります。

- テストステロン(エナルモン®)：性機能不全の補充療法として用いられます。メスの乳腺腫瘍の治療に使用されることがあります。

一方、代表的な雄性ホルモン拮抗薬には下記のものがあります。

- クロルマジノン(プロスタール®)、オサテロン(ウロエース®)：前立腺肥大・腫瘍の治療に使用します。

[2] 卵胞ホルモン薬

卵巣で産生される卵胞ホルモン(**エストロジェン**)には、**エストラジオール**と**エストロン**があります。卵胞ホルモンは下記の作用があります。

> ①**雌性化作用**：雌性生殖器と乳腺の発達促進、第二次性徴の発現、子宮内膜肥厚
> ②**組織への水貯留**

代表的な雌性ホルモン薬には下記のものがあります。

- ジエチルスチルベストロール(DES)(メストラノール)：誤交尾後の妊娠阻止、エストロジェン性失禁、肛門周囲腺腫、前立腺過形成の治療に使用します。
- エストラジオール(オバホルモン®)：誤交尾後の妊娠阻止に使用します。

[3] 黄体ホルモン

卵巣で産生される黄体ホルモンの代表である**プロジェステロン**は、卵胞ホルモンの作用で増殖した子宮内膜に作用して、子宮筋の運動を抑制し、オキシトシン感受性を低下させ、妊娠を維持します。

- メゲステロール、メレンゲステロール：卵胞嚢腫、膣の過形成の治療、発情の同期化に使用します。
- メドロキシプロジェステロン：発情遅延に使用します。
- クロルマジノン（ジースインプラント®）、プロリゲストン（デルボステロン®、コビナン®）：犬や猫の発情抑制に使用します。

[4] 子宮収縮薬

子宮筋を収縮させることによる分娩誘起、陣痛の誘発と強化のほか、分娩後（産褥期）に子宮を収縮させる目的で使用します。

- オキシトシン（アトニン-o）：子宮平滑筋の収縮を促進、分娩誘起、乳の射出を促進させます。子宮筋のオキシトシン感受性は分娩直前直後に最大となります。
- ジノプロスト（プロスタグランジン F2α〔PGF2α〕）（プロナルゴン® F）：発情周期とは無関係に子宮を収縮させる作用があります。陣痛促進、子宮内貯留物の排出、発情の同期化、治療的妊娠中絶に使用します。
- エルゴメトリン（麦角アルカロイド）：分娩後の粘膜出血の治療、発情の同期化に使用します。

表8-2 間脳の視床下部から出るホルモン

ホルモン	主な作用
成長ホルモン放出ホルモン（GRH）	成長ホルモン（GH）分泌促進
成長ホルモン放出抑制ホルモン （GIH、別名：ソマトスタチン）	成長ホルモン（GH）分泌抑制
甲状腺刺激ホルモン放出ホルモン（TRH）	甲状腺刺激ホルモン（TSH）分泌促進
副腎皮質刺激ホルモン放出ホルモン（CRH）	副腎皮質刺激ホルモン（ACTH）分泌促進
性腺刺激ホルモン放出ホルモン （GnRH、別名：LHRH）	卵胞刺激ホルモン（FSH）分泌促進 黄体形成ホルモン（LH）分泌促進
プロラクチン放出ホルモン（PRH）	プロラクチン（PRL）分泌促進
プロラクチン抑制因子（PIF）	PRL 分泌抑制

表 8-3 脳下垂体から出るホルモン

部位	ホルモン名		標的	主な作用
前葉	成長ホルモン（GH）		全身	タンパク質代謝の促進 成長促進
前葉	甲状腺刺激ホルモン（TSH）		甲状腺	甲状腺ホルモン分泌促進
前葉	副腎皮質刺激ホルモン（ACTH）		副腎皮質	副腎皮質ホルモン分泌促進過剰 →クッシング症候群
前葉	性腺刺激ホルモン（ゴナドトロピン）			
前葉		卵胞刺激ホルモン（FSH）	卵巣	卵胞発達
前葉		卵胞刺激ホルモン（FSH）	セルトリ細胞	精子形成
前葉		黄体形成ホルモン（LH）	卵巣	排卵、黄体維持
前葉		間質細胞刺激ホルモン（ICSH）	ライディッヒ細胞	アンドロジェン分泌促進
前葉	プロラクチン（PRL）			乳汁分泌、母性行動
中葉	メラニン細胞刺激ホルモン（MSH）		黒色素胞	メラニン合成を刺激
後葉	バソプレシン（抗利尿ホルモン）（ADH）		血管	毛細血管平滑筋収縮
後葉	バソプレシン（抗利尿ホルモン）（ADH）		腎臓	集合管での水分再吸収促進
後葉	オキシトシン		子宮	子宮収縮
後葉	オキシトシン		乳腺	乳汁放出

下垂体後葉は視床下部で作られたホルモンを貯蔵し分泌する。

表 8-4 それぞれの臓器から出るホルモン

部位	ホルモン名	主な作用
甲状腺	チロキシン[*1]（T4）	代謝促進、熱産生、成長の促進、循環機能促進、酸素消費
甲状腺	トリヨードチロニン[*2]（T3）	過剰→甲状腺機能亢進症（バセドウ病ともいう） 欠乏→甲状腺機能低下症（クレチン病を含む）
甲状腺	カルシトニン	骨→骨形成促進（破骨細胞抑制） 腎臓→尿への Ca 排出促進　｝→血中Ca濃度低下
上皮小体	上皮小体ホルモン（パラソルモン）	骨→血中への Ca 放出促進 腎臓→尿への Ca 排出抑制、P 排泄促進　｝→血中Ca濃度上昇
上皮小体	上皮小体ホルモン（パラソルモン）	過剰→腎結石など 欠乏→テタニー病
松果体	メラトニン	哺乳類の性腺活動抑制　明暗サイクルに同調 （暗期に増大、明期に減少）
膵臓ランゲルハンス島	グルカゴン	肝臓、骨格筋のグリコーゲンを糖化→血糖値上昇
膵臓ランゲルハンス島	インスリン	肝臓、骨格筋にてグリコーゲン合成促進 全身組織での糖の取り込み促進→血糖値低下 欠乏→糖尿病
膵臓ランゲルハンス島	ソマトスタチン	グルカゴン、インスリンの分泌抑制

＊1：サイロキシンともいう。　＊2：トリヨードサイロニンともいう。　（次ページにつづく）

表 8-4 それぞれの臓器から出るホルモン(つづき)

部位	ホルモン名	主な作用
腎臓	レニン	アンジオテンシノーゲンをアンジオテンシン I に変換 アンジオテンシンは血圧上昇
	1,25-$(OH)_2VD_3$	腸、腎臓での Ca^{2+} の吸収促進
	エリスロポエチン	骨髄の赤血球生成を誘発
副腎皮質	電解質コルチコイド (アルドステロンなど)	腎臓細尿管で Na^+ 再吸収促進して水分保持、血圧維持
	糖質コルチコイド (コルチゾルなど)	肝臓：糖新生 組織：タンパク・脂肪分解 ⎫→ 血糖値上昇 過剰→副腎皮質機能亢進症 抑制→副腎皮質機能低下症
	アンドロジェン	雄性生殖器の成熟発達
副腎髄質	アドレナリン	心機能促進 肝・筋でのグリコーゲン糖化 ⎫→ 血糖値上昇
性腺	卵胞ホルモン (エストロジェン) エストラジオールなど[雌]	雌：生殖器の成熟第二次性徴の発現 卵胞発育、子宮内膜肥厚、乳腺の発達
	黄体ホルモン (ジェスタージェン) プロジェステロンなど[雌]	子宮内膜の着床準備、 オキシトシン感受性を低下させ妊娠維持
	リラキシン[雌]	妊娠中：妊娠維持 分娩時：子宮頸管を弛緩・恥骨結合を緩める
	インヒビン[雌/雄]	FSH 分泌抑制
	アクチビン[雌/雄]	FSH 分泌促進
	雄性ホルモン (アンドロジェン) テストステロンなど [雄]	雄の生殖器成熟第二次性徴の発現 精子の形成・成熟、タンパク同化促進
子宮	プロスタグランジン	子宮を収縮して分娩誘発 子宮以外の全身局所にて分泌されるケミカルメディエーター
胎盤	ヒト絨毛性ゴナドトロピン 妊馬血清性ゴナドトロピン エストロジェン、プロジェステロンも多量に分泌	
心臓	心房性ナトリウム 利尿ペプチド(ANP)	Na^+ の排泄促進
胃	ガストリン	食物刺激で胃腺 G 細胞から分泌され、胃酸分泌促進
小腸	セクレチン	膵液(重曹水)分泌促進
	コレシストキニン	膵液(酵素)分泌促進 胆嚢収縮
	血管作動性腸管ペプチド (VIP)	血管拡張

CHAPTER 8　演習問題

[ホルモン一般]
問題1　ホルモンの名称とその分泌部位に関する組み合わせのうち、正しいものを1つ選びなさい。
①インスリン……… 肝臓
②ガストリン……… 胃
③アドレナリン…… 甲状腺
④エストロゲン…… 精巣
⑤バソプレシン…… 上皮小体

問題2　下垂体後葉から分泌されるホルモンを、次のうちから1つ選びなさい。
①パラソルモン
②アンドロジェン
③チロキシン
④エリスロポエチン
⑤オキシトシン

問題3　ホルモンに関する記述のうち、誤っているものを1つ選びなさい。
①チロキシンは熱産生や酸素消費を促進する。
②プロラクチンは乳汁分泌を促進する。
③糖質コルチコイドは血糖値を上昇させる。
④プロジェステロンは妊娠の維持に作用する。
⑤カルシトニンは血中カルシウム濃度を上昇させる。

問題4　次の内分泌腺のうち、成長ホルモンを分泌するものを1つ選びなさい。
①副腎皮質
②甲状腺
③下垂体
④上皮小体
⑤松果体

▶解答はp.149へ。

[ホルモン薬]

問題 5 インスリンに関する次の記述のうち、誤っているものを 1 つ選びなさい。

① インスリンの不足は糖尿病の要因の 1 つである。
② 血糖値が上昇するとインスリンが分泌される。
③ インスリンは、細胞内へのグルコース取り込みを低下させる作用がある。
④ インスリンは、膵臓のランゲルハンス島 β 細胞から分泌される。
⑤ 膵臓は内分泌・外分泌の両方を担っている。

問題 6 家庭にてインスリン投与治療を行っている動物がけいれん発作を起こした場合の対処として、正しいものを 1 つ選びなさい。

① インスリンを注射する。
② アトロピンを注射する。
③ 水を飲ませる。
④ ブドウ糖をなめさせる。
⑤ 利尿薬を投与する。

問題 7 性ホルモン薬とその使用目的の組み合わせのうち、誤っているものを 1 つ選びなさい。

① プロスタグランジン F2α……　陣痛促進・分娩誘起
② テストステロン………………　タンパク増強・筋肉増加目的のドーピング
③ オキシトシン…………………　前立腺肥大症の治療
④ エストロジェン配合剤………　肛門周囲腺腫の治療
⑤ エルゴメトリン………………　分娩後の出血の治療

▶解答は P.149 へ。

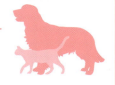

CHAPTER 9
免疫機能に作用する薬

1. 免疫反応

　免疫反応は、体内に侵入した異物から身を守る防御機構です。免疫反応には、抗体が関与する**体液性免疫**と、Tリンパ球が関与する**細胞性免疫**があります。免疫反応が生体に有害な結果をもたらす場合を**アレルギー**（**過敏症**）といいます。アレルギーは反応の様式からⅠ型、Ⅱ型、Ⅲ型、Ⅳ型の4つに分類されます。Ⅰ～Ⅲ型は主に体液性免疫にかかわり、Ⅳ型は主に細胞性免疫にかかわっています。4つの型の特徴は次の通りです。

　Ⅰ型は**即時型アレルギー反応**で、抗原の感作によりIgE抗体が産生され肥満細胞や好塩基球に結合し、これに抗原が反応するとヒスタミンやプロスタグランジンなどが大量放出されます。

　Ⅱ型は**細胞傷害型アレルギー**で、細胞や組織表面の抗原と抗体が結合して生じる組織傷害です。

　Ⅲ型は**免疫複合体介在性アレルギー**で、抗原と抗体が結合した免疫複合体が貪食細胞に処理させずに組織に沈着することで起こります。

　Ⅳ型は**T細胞介在性**（**細胞性免疫**）**アレルギー**で、"遅延型"とも呼ばれます。活性化したT細胞による直接的な組織傷害と炎症が起こります。

　それぞれのアレルギーに関与する因子と主な疾患はp.112の**表9-1**の通りです。

note

表9-1 アレルギー(過敏症)の分類とアレルギーに関与する因子

分類	抗原	抗体	活動する細胞	主な疾患
Ⅰ型	・体外の物質:動物(ノミ、ダニ)、植物(花粉も含む)、真菌、薬など	・IgE	・肥満細胞 ・好塩基球	・アナフィラキシー ・食物アレルギー ・ノミアレルギー ・アトピー ・気管支喘息
Ⅱ型	・体外の物質:ウイルス、薬など ・体内の物質:異物と誤認した場合	・IgG ・IgM	・マクロファージ ・リンパ球 ・好中球 ・補体	・免疫介在性疾患 ・天疱瘡 ・重症筋無力症 ・輸血反応
Ⅲ型	・体外の物質:細菌、薬、異種タンパク ・体内の物質:異物と誤認した場合	・IgG ・IgM	・マクロファージ ・好中球	・糸球体腎炎 ・関節リウマチ ・エリテマトーデス
Ⅳ型	・体外の物質:細菌、真菌 ・体内の物質:異物と誤飲した場合		・活性化Tリンパ球 ・マクロファージ ・NK細胞	・移植片対宿主反応 ・接触性皮膚炎

2. 免疫抑制薬

　アレルギー反応、臓器移植による拒絶反応、自己成分に対して抗体を産生する自己免疫性疾患、抗原抗体複合物の組織沈着など、有害な免疫反応を抑制する目的で**免疫抑制薬**が使用されます。

- シクロスポリン(アトピカ®、サンディミュン®など):活性化されたヘルパーT細胞のサイトカイン産生・遊離を抑制します。移植拒絶反応(Ⅳ型アレルギー)や自己免疫疾患の軽減に使用されます。副作用として振戦などの神経症状、腎毒性があります。
- アザチオプリン(イムラン®など):リンパ球の増殖・分化を抑制します。移植拒絶反応(Ⅳ型アレルギー)や自己免疫疾患の軽減に使用されます。副作用として骨髄低下、肝毒性があります。
- 副腎皮質ホルモン製剤(プレドニゾロンなど):ステロイドで、サイトカインの産生とその作用を抑制します。免疫反応で生じた炎症反応に対する抑制作用が重要です。

3. 免疫増強薬

　免疫が低下している場合に免疫を増強させる薬と、非特異的に免疫機能を増強させる薬があります。

- イノシンプラノベクス（イソプリノシン®）：T細胞の増殖やマクロファージの活性を増強する免疫増強薬です。ウイルスやがんで抑制された免疫反応を高め、免疫能が低下したときだけでなく正常時でも使用することがあります。

4. ワクチン製剤

免疫機能を刺激して、その病原体に対する抵抗力を強めるワクチン製剤には、**生ワクチン**と**不活化ワクチン**とがあります。

生ワクチンは疾患の原因となっているウイルスや細菌類といった病原体を弱毒化して作製します。免疫刺激力は強いのですが、感染させて抗体をつくるため発症の危険性があります。一方、不活化ワクチンは死滅させた病原体で作製するため、免疫刺激力は生ワクチンより弱くなりますが、発症の危険性を抑えることができます。

犬で表9-2、猫で表9-3のようなワクチンがあります。狂犬病ワクチンなどは単独で接種されますが、通常は3〜9種類の混合ワクチンとして作製されています。

表9-2 犬のワクチン

対象ウイルス	種類	対象疾患
狂犬病ウイルス（RV）	不活化	狂犬病
犬ジステンパーウイルス（CDV）	生	犬ジステンパーウイルス感染症
犬アデノウイルス2型（CAV-2）	生／不活化	犬伝染性肝炎、犬アデノウイルス2型感染症
犬パルボウイルス（CPV）	生／不活化	犬パルボウイルス感染症
犬パラインフルエンザウイルス（CPIV）	生	犬パラインフルエンザ
犬コロナウイルス（CCV）	不活化	犬コロナウイルス感染症
レプトスピラウイルス（種々の株がある）	不活化	レプトスピラ症

表9-3 猫のワクチン

対象ウイルス	種類	対象疾患
猫カリシウイルス（FCV）	生／不活化	猫カリシウイルス感染症
猫ヘルペスウイルス（FVR）	生／不活化	猫ウイルス性鼻気管炎
猫パルボウイルス（FPL）	生／不活化	猫汎白血球減少症
猫白血病ウイルス（FeLV）	不活化組み替え	猫白血病ウイルス感染症
クラミジア	不活化	猫クラミジア症

CHAPTER 9　演習問題

問題1　猫の感染症のうち、ワクチンがないものを1つ選びなさい。
①猫汎白血球減少症
②猫ウイルス性鼻気管炎
③猫伝染性腹膜炎
④猫白血病ウイルス感染症
⑤猫カリシウイルス感染症

問題2　免疫に関する薬についての記述のうち、誤っているものを1つ選びなさい。
①アザチオプリンは、移植拒絶反応や自己免疫疾患の治療に用いられる。
②シクロスポリンは、Ⅳ型アレルギーを軽減する。
③副腎皮質ホルモンは、免疫抑制薬としても用いられる。
④免疫増強薬は免疫能が低下したときだけでなく、正常なときでも使用することができる。
⑤イノシンプラノベクスを用いると、移植による拒絶反応が緩和される。

問題3　Ⅰ型アレルギー反応に主要な役割を果たしている抗体を、次のうちから1つ選びなさい。
① IgG
② IgM
③ IgA
④ IgE
⑤ IgD

▶解答はP.149へ。

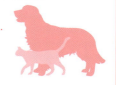

CHAPTER **10**

病原微生物に対する薬

1. 病原微生物

　原虫、真菌、細菌、リケッチア、クラミジア、マイコプラズマ、ウイルスなど微生物（図10-1）のうち、人を含む動植物の体内に侵入・定着・増殖して、宿主に何らかの障害（疾病）を起こすものを**病原微生物**といいます。

　病原微生物の感染によって起こる感染症を治療するために、病原体の殺滅または発育阻止を目的として薬が使用されます。病原体となっている微生物に応じて**抗菌薬、抗真菌薬、抗ウイルス薬**などがあります。

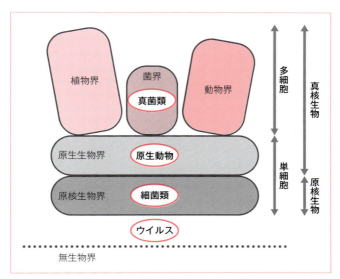

図10-1　微生物の位置づけ
このような分類を「ホイッタカーの五界説」といいます。

[1] 原虫

　原虫は原生動物と呼ばれ(真核生物)、ほかに栄養を依存する動物細胞に分類される単細胞生物です。自然界には多くの種類(約 4,000 種)があり、大きさは 2〜50 μm と幅があります。

[2] 真菌

　真菌は、植物細胞(真核生物)に分類される**酵母**、**カビ(糸状菌)**、キノコの総称で、動植物に疾病(**真菌症**)を引き起こすものがあります。

　真菌による疾患としては、感染症、アレルギー症、毒素による**マイコトキシン症**があります。

　真菌はその増殖の方法により、出芽によって増える**酵母様真菌**と、胞子形成によって増える**糸状菌**に大別されます。

[3] 細菌

　細菌は、細胞壁をもつ単細胞の原核生物で、**球菌**、**桿菌**、**らせん菌**の 3 つの形状があります。

　細菌は細胞壁の構造から 2 つに分類され、グラム染色によって紫色に染まる**グラム陽性菌**と、赤色に染まる**グラム陰性菌**があります。グラム陽性菌は、細胞壁に厚いペプチドグリカン層があり、グラム陰性菌は細胞壁のペプチドグリカン層が薄くその外側に内毒素となるリポ多糖体があります。

　細菌のうち、増殖のために生きた細胞を必要とする**クラミジア**、感染に節足動物の媒介を必要とする**リケッチア**、細胞壁がなくペニシリン感受性のない**マイコプラズマ**については特に小さく、ほかの細菌類とは異なります。

[4] ウイルス

　ウイルスの大きさは、電子顕微鏡下でなければ観察することができない 20〜300 n m (μm の 1,000 分の 1)で、生物と無生物の境界に位置します。細胞壁や細胞膜、核などの構造物がなく、DNA か RNA どちらかの核酸からなるコアを中心に、タンパクの殻カプシドで包まれた形態(**ヌクレオカプシド**)をしています。**エンベロープ**という被膜で覆われているものもあります。

　ウイルスは増殖のための構造を有しないため、生きた細胞に寄生して宿主細胞の**リボゾーム**を利用する必要があり、細胞への吸着→侵入→脱殻→合成→組立て→放出、という段階を経て娘ウイルスが大量に複製されます。

　ウイルスは核酸の種類により **DNA ウイルス**と **RNA ウイルス**に分けられ、さらに構造と組成、性状により分類されます。

2. 抗菌薬

抗菌薬とは細菌を殺滅、発育阻止する薬で、微生物によって基になる物質が産生された抗生物質と人工的につくられた合成抗菌薬に分けられます。

[1] 作用機序

細菌を殺滅させる作用を殺菌、細菌の増殖、発育を阻止する作用のことを静菌といいます。抗菌薬では、それ自体に殺菌作用のあるものと、静菌作用しかなく、薬が増殖を抑制している間に宿主の生体防御機構の働きを必要とするものがあります。いわゆる"抗菌"とは、殺菌性あるいは静菌性を表現する日常用語です。

抗菌薬が殺菌や静菌の効果を現す作用機序には以下のようなものがあります。

①**細胞壁への作用**：細菌の細胞壁を合成するペプチドグリカンを合成するトランスペプチターゼを阻害します。
②**細胞膜への作用**：細菌の細胞膜の透過性を変化させます。
③**リボゾームへの作用**：細菌のタンパク質合成を阻害します。
④**細胞代謝への作用**：代謝酵素の活性を抑制したり、中間代謝産物に結合することで細菌の代謝を阻害します。
⑤**核酸への作用**：細菌の核酸（RNA と DNA）合成を阻害します。

> **memo** 細菌のリボゾームは、大きなタンパク質複合体（**50s サブユニット**と呼ばれている）と、小さなタンパク質複合体（**30s サブユニット**と呼ばれている）と、**リボゾーム RNA** からできている大型の複合体です。テトラサイクリン系などは 30s サブユニット部分の、クロラムフェニコールなどは 50s サブユニット部分の、タンパク質合成を阻害します。

[2] 微生物の薬物耐性

薬物耐性とは、突然変異により本来保有していなかった反応系を獲得することで、薬を不活化する酵素をつくる経路や代謝する能力を獲得、または作用部位への親和性を低下させることによって起こります。獲得した能力は薬の投与が中止されても消失せず、後世代にも遺伝されるという特徴があります。

感染症の予防や治療に抗菌薬などを用いた結果、通常濃度の薬剤が効かない**薬剤耐性菌**が出現することがあります。例えば、黄色ブドウ球菌（S. aureus）が変性して出現した**メチシリン耐性黄色ブドウ球菌（MRSA）**などは、ペニシリン系とセフェム系に対して耐性を示します。

> memo　抗菌薬を長期連用したり併用することは、耐性菌の発現頻度を増加させることにつながるので、むやみに抗菌薬を用いず、適切な抗菌薬を選択し投与計画を立てるようにすべきです。

[3] 感受性試験と抗菌スペクトル

(1) 感受性試験

　抗菌薬は種類も多く、原因となる細菌に最も有効な抗菌薬を選択するために**薬剤感受性試験**が実施されます。抗菌薬を染み込ませた濾紙を細菌を塗布した培地上に置いて培養し、濾紙周囲につくられる細菌の発育しない円状の領域(**阻止円**)の大小によってその有効性を判定します。阻止円が大きいほど抗菌薬の効果が高く、小さいほど効果が低いといえます。

(2) 抗菌スペクトル

　また、ある細菌の培養を阻止するのに必要な薬剤の最小濃度を**最小発育阻止濃度(MIC)**、薬剤の細菌に対する効力を示したものを**抗菌スペクトル**と呼び、投与する薬剤の種類を決めるために用います。多くの菌群に有効性が認められる抗菌薬を「抗菌スペクトルが広い」、少ない場合を「抗菌スペクトルが狭い」といいます。

　臨床現場において、感染症の疑いがあり原因菌が特定できない場合には、まず広域性の抗菌薬を使用し、原因菌が特定できたり感受性試験の判定が出たのちに、最も有効な狭域性の抗菌薬を選択します。

[4] 主な抗菌薬(表10-1)

　1928年にイギリスのフレミングによってペニシリンが発見されて以来、抗菌薬は開発が進み、耐性菌が出現するとそれを克服するために新たな抗菌薬が開発されることを繰り返し、非常に多くの抗菌薬が開発されてきました。主な抗菌薬には以下のようなものがあります。

　βラクタム環という化学構造(図10-2)をもつ抗菌薬を総称して*β*ラクタム系抗菌薬といいます。ペニシリン系とセフェム系があり、細胞壁のペプチドグリカン合成を阻害することからグラム陽性菌に効果を発揮しますが、開発が進み抗菌スペクトルを広げてきました。

　細菌のタンパク合成阻害をするものとしては、アミノグリコシド系、テトラサイクリン系、マクロライド系、クロラムフェニコールがあります。

　合成抗菌薬のニューキノロン類は、細菌DNAのスーパーコイル(超らせん)構造を維持する**DNAジャイレース**という酵素を不活化し、殺菌効果を現します。

　サルファ剤は核酸合成に不可欠な葉酸の合成を阻害します。

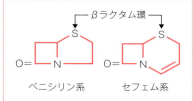

図10-2 βラクタム環をもつ抗菌薬

> **memo** ペニシリン系は薬品名の語尾に「〜シリン」がつき、セフェム系は大部分の薬品名が「セフ〜」で始まります。

表10-1 抗菌薬の分類

抗生物質		薬の一般名：商品名
βラクタム系	ペニシリン系	・ベンジルペニシリン（ペニシリンG） ・アンピシリン ・アモキシシリン：サワシリン®、パセトシン® ・メチシリン
	セフェム系	・セファレキシン：ラリキシン® ・セファゾリン：セファメジン® ・セフィキシム：セフスパン® ・セフォタキシム
	カルバペネム系	・イミペネム ・シラスタチン
アミノグリコシド系		・ストレプトマイシン　・アミカシン ・ゲンタマイシン　　　・トブラマイシン ・カナマイシン
テトラサイクリン系		・テトラサイクリン ・ミノサイクリン：ミノマイシン® ・ドキシサイクリン：ビブラマイシン®
マクロライド系		・エリスロマイシン：エリスロシン® ・タイロシン
クロラムフェニコール		・クロラムフェニコール：クロロマイセチン®
糖ペプチド		・バンコマイシン
リンコサミド系		・クリンダマイシン：ダラシン®、アンチローブ®

合成抗菌薬	薬の一般名：商品名
ニューキノロン類 （フルオロキノロン類）	・オフロキサシン：タリビット、ウェルメイト® ・エンロフロキサシン：バイトリル® ・オルビフロキサシン：ビクタス® ・マルボフロキサシン：ゼナキル®
サルファ剤 （スルフォンアミド類）	・スルファジメトキシン：アプシード® ・スルファモノメトキシン：ダイメトン® ・サラゾスルファピリジン
葉酸拮抗薬	・トリメトプリム：トリブリッセン®

表 10-2　各抗生物質の特徴

抗生物質	対象微生物	作用部位	特　徴	副作用
βラクタム系ペニシリン系	・主にG(＋)細菌 ・一部G(－)細菌	細胞壁合成阻害	・抗菌スペクトルは狭い ・腸内細菌に影響しやすい ・殺菌的作用がある	人ではアレルギー反応が知られているが、犬や猫での発現頻度は明らかではない
βラクタム系セフェム系	・G(＋)細菌、好気性菌、特にブドウ球菌 ・世代が上がるにつれG(－)細菌にも効果	細胞壁合成阻害	・開発された時期により3世代に分けられる ・ペニシリン系よりも安全性が高い ・腸内細菌に影響しやすい ・殺菌的作用がある	
βラクタム系カルバペネム系			通常の感染症には使用せず、多剤耐性菌による混合感染に使用する	
アミノグリコシド系	G(－)細菌、好気性菌(特に抗酸菌)	タンパク合成阻害(リボゾーム30sに結合)	・広域抗菌スペクトルで肺炎や腸炎、細菌性皮膚炎などに使用する ・耐性菌が発現しやすい ・ゲンタマイシンは緑膿菌にも効果がある ・殺菌的(低濃度では静菌的)作用がある	腎毒性、第Ⅷ脳神経(聴覚)に毒性をもつ
テトラサイクリン系	・G(＋)細菌 ・G(－)細菌 ・マイコプラズマ ・リケッチア ・クラミジア	タンパク合成阻害(リボゾーム30sに結合)	・抗菌スペクトル最大広域の抗菌薬である ・骨に残存するので成長期の動物には使用しない ・金属とキレート*し吸収が落ちるのでカルシウム成分が多い乳製品などとの同時摂取を避けるべきである ・静菌的作用がある	
マクロライド系	・G(＋)細菌 ・マイコプラズマ ・クラミジア	タンパク合成阻害(リボゾーム50sに結合)	・対象微生物が原因の肺炎や気管支炎に効果がある ・静菌的(高濃度では殺菌的)作用がある	犬で胃腸障害が認められることがある
クロラムフェニコール		タンパク合成阻害(リボゾーム50sに結合)	・抗菌スペクトルは広い ・産業動物では使用が禁止されている ・静菌的作用	骨髄抑制

G(＋)：グラム陽性、G(－)：グラム陰性。
＊キレート：配位可能な原子を2つ以上持つ分子やイオンと、金属とが配位してできる化合物で、いったんキレートが形成されると非常に分離しにくい(p.70も参照)。

表 10-2　各抗生物質の特徴(つづき)

抗生物質	対象微生物	作用部位	特　徴	副作用
糖ペプチド	G(＋)細菌	ペプチドグリカン合成阻害	・メチシリン耐性黄色ブドウ球菌(MRSA)にも有効である ・殺菌的作用	再生不良性貧血
リンコサミド系			・バベシア治療に使用する	腎毒性

3. 抗真菌薬

抗真菌薬は、真菌を殺滅したり発育を阻止する薬です。

真菌症には、皮膚糸状菌(白癬)のように体表に病変が現れる**表在性真菌症**と、**カンジダ症**や**クリプトコッカス症**、**アスペルギルス症**のように全身性に症状が現れる**深在性真菌症**があり、これらの真菌症の治療に抗真菌薬が用いられます。

[1] 作用機序

抗真菌症はその作用により大きく、ポリエン系(アムホテリシンB、ナイスタチンなど)と、アゾール系(ケトコナゾール、イトラコナゾール、フルコナゾールなど)の、2つに分類されます。

ポリエン系は、真菌に特有の細胞膜エルゴステロールに結合して細胞膜に小孔を開け浸透圧が亢進するので真菌を死滅させます。

アゾール系は真菌のエルゴステロール生成に関与する酵素を阻害して細胞膜生成を妨げ真菌の発育を阻止します。

[2] 使用上の注意

ポリエン系は毒性が強いため、アムホテリシンB、ナイスタチンは深在性真菌症で重症例の場合に用います。維持療法にはアゾール系が使用されます。ケトコナゾールは毒性が強いため、外用薬など局所で適用されます。

[3] 主な抗真菌薬
(1) ポリエン系抗真菌薬
　ポリエン系抗真菌薬が細胞膜のエルゴステロールと結合すると細胞膜に小孔があいて細胞内物質が流出し、真菌体が崩壊します。胃腸からほとんど吸収されないので、注射による投与か、外用薬として用いられます。**腎毒性**が強いため、深在性真菌症(カンジダ、クリプトコッカス、アスペルギルス)で生命の危険を伴うような重症時に使用します。

- アムホテリシンB(ファンギゾン®):全身真菌症にゆっくりとした静脈投与で用いられますが、血中濃度の低下には時間がかかるため、日をあけての投与が必要です。
- ナイスタチン(ナイスタチン):アムホテリシンBよりさらに毒性が強いため、全身性真菌症には使用せず局所適用のみ用います。

(2) アゾール系抗真菌薬
　エルゴステロール合成に必要な酵素を阻害し、細胞の膜機能を抑制します。深在性・表在性真菌症(酵母、マラセチア、皮膚糸状菌)などに有効です。

> **memo**　アゾール系抗真菌薬は猫で肝毒性があります。

- ケトコナゾール(ニゾラール®):コルチゾル合成を抑制し、クッシング症候群の治療に使用されることがあります。
- イトラコナゾール(イトリゾール®):経口剤および注射剤が使われます。
- フルコナゾール(ジフルカン®、プロジフ®):経口剤および注射剤が使われます。

(3) 真菌細胞核に作用する薬
　真菌が増殖する際の有糸分裂を阻害することで静菌的に作用します。表在性真菌症(白癬)に有効です。

- グリセオフルビン:食後すぐに与えると吸収がよい薬です。

> **memo**　猫は肝臓でのグルクロン酸抱合能が低くグリセオフルビンが蓄積しやすいため、催奇形性、骨髄抑制などの副作用を引き起こす可能性が高くなります。

4. 抗ウイルス薬

ウイルスは、次のような過程で増殖します。

①宿主細胞への侵入
②ウイルス DNA または RNA の複製
③転写と翻訳
④タンパクと核酸の組み立て

抗ウイルス薬はこのいずれかの段階を阻害することによりウイルス増殖を抑制するものです。

- ネコインターフェロン（インターキャット®）：獣医領域で汎用されている抗ウイルス薬で、タンパクへの翻訳を阻害します。

CHAPTER 10　演習問題

[抗菌薬]
問題1　抗生物質に関する記述のうち、誤っているものを1つ選びなさい。
①すべての抗生物質は殺菌作用を有する。
②抗生物質は微生物がつくり出す。
③原因菌に効果があれば、狭い抗菌スペクトルの抗生物質が治療に適している。
④抗生物質を長く使用すると、耐性菌が出現する可能性がある。
⑤最小発育阻止濃度(MIC)は、抗生物質の効力の指標となる。

問題2　次にあげる抗菌薬と作用機序の組み合わせのうち、誤っているものを1つ選びなさい。
①セファレキシン……………　細胞壁合成阻害
②テトラサイクリン…………　タンパク合成阻害
③エリスロマイシン…………　核酸合成阻害
④スルファジメトキシン……　葉酸合成阻害
⑤エンロフロキサシン………　DNAジャイレース阻害

問題3　抗生物質に関する記述のうち、誤っているものを1つ選びなさい。
①アミノグリコシド系抗生物質には、腎毒性を示すものがある。
②テトラサイクリン系抗生物質は、殺菌的に作用する。
③MRSAは、メチシリンにも耐性を有する。
④ペニシリン系抗生物質の使用により、ショックを起こすことがある。
⑤クロラムフェニコールの副作用として、骨髄抑制による貧血がある。

問題4　次の抗菌薬のうち、殺菌的に作用するものはどれか。
①ストレプトマイシン
②テトラサイクリン
③エンロフロキサシン
④トリメトプリム
⑤リンコマイシン

［抗真菌薬］
問題 5 次の①～⑤のうち、抗真菌薬ではないものを 1 つ選びなさい。
① ナイスタチン
② ケトコナゾール
③ グリセオフルビン
④ イトラコナゾール
⑤ ドキシサイクリン

問題 6 次の抗真菌薬のうち、毒性が強いため全身性真菌症に使わないものはどれか。
① グリセオフルビン
② フルコナゾール
③ イトラコナゾール
④ ナイスタチン
⑤ アムホテリシン B

［抗ウイルス薬］
問題 7 次の①～⑤のうち、抗ウイルス薬はどれか。
① フルコナゾール
② インターフェロン
③ セファレキシン
④ バンコマイシン
⑤ アムホテリシン B

▶解答は P.149 へ。

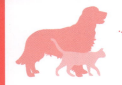

CHAPTER 11

抗悪性腫瘍薬

1. 腫瘍

体の細胞または組織が統御性を脱し、周囲の組織と無関係に異常増殖する病的状態を**腫瘍**といいます。比較的おとなしい腫瘍細胞は次第に増殖して境界のはっきりした塊をつくり、そこからはみ出ることがありません。これを**良性腫瘍**（表 11-1）といいます。一方、**悪性腫瘍**（表 11-1）は塊からがん細胞がはみ出して周囲の組織へと浸潤し、これが血管やリンパ管に入るとほかの組織へと**転移**します。

腫瘍はまた、**上皮性**か**非上皮性**かによっても分類されます（表 11-2）。上皮性で良性のものは一般的に「○○腫」「**腺腫（アデノーマ）**」と呼ばれます。一方、非上皮性で悪性のものは「××肉腫」「**線維肉腫**」と呼ばれます。腎芽腫、乳腺腫瘍などのように上皮性と非上皮性の性格をあわせもつものもあります。○○腫というものの腫瘍ではないものもあります。例えば、肉芽腫（肉芽腫性炎の中の巣状病変）、ガマ腫（唾液腺の導管分枝してできた囊胞）、水腫、浮腫、血腫、脾腫などが挙げられます。

表 11-1 良性腫瘍と悪性腫瘍の違い

	良性腫瘍	悪性腫瘍
発育速度	一般に緩慢である	一般に急速である
発育状態	1カ所で拡大	周囲に浸潤しながら成長する。多発性
境界	線維性皮膜が形成され明瞭	不明瞭である。癒着がみられる
転移	転移しない。再発しない	多くが転移する
成熟、異型度	成熟型である	未分化型である
細胞の形態	定形的で硬い	不整で多彩、柔らかい。大きさに違いがある
核の形態	分裂が少なく同じ大きさ	分裂が多く、大きさに違いがある
全身への影響	著明でない	著明である。悪液質※による衰弱がある
変性、壊死	軽微である	多い

※悪液質：癌や肉腫の末期にみられる症状。腫瘍細胞がブドウ糖を嫌気的に解糖して宿主との代謝バランスが変化し、貧血、脱水、低タンパク症などの栄養障害を起こし、削痩、全身臓器が萎縮し死の転帰をとる。

表 11-2　腫瘍の分類

	良　性	悪　性
上皮性	○○腫 例：腺腫（アデノーマ）	○○癌 例：腺癌（悪性アデノーマ）
非上皮性	××腫 例：線維腫	××肉腫 例：線維肉腫

2. 抗悪性腫瘍薬

抗悪性腫瘍薬は腫瘍細胞の増殖を抑制する作用があり、腫瘍の種類により治療に用いられる薬が異なります。リンパ腫や白血病など化学療法によく反応する腫瘍もありますが、悪性腫瘍を薬物療法だけで治療するのは難しく、外科手術や放射線療法、温熱療法などとあわせて使われます。

[1] 作用機序

抗悪性腫瘍薬は、細胞増殖のための核酸合成からタンパク合成までのいずれかの過程を阻害することで、腫瘍細胞の増殖を抑制します。

腫瘍細胞は正常細胞と同様、G1期（DNA合成準備）→ S期（DNA複製）→ G2期（分裂準備、タンパク合成）→ M期（分裂）という周期で増殖を繰り返しています。抗悪性腫瘍薬は細胞周期のどの時期に対して効果があるかによって分類されます。

[2] 使用上の注意

抗悪性腫瘍薬は、薬自体に**変異原性**（遺伝子毒性）や**発がん性**があります。正常細胞に対しても少なからず障害をもたらす危険があるので、取り扱いには十分な注意が必要です。以下の注意事項をよく理解し、厳守することが大切です。

(1) 防護の徹底

抗悪性腫瘍薬の一部には発がん性があり、取り扱うときは飛沫を防ぐため、ガウン、キャップ、マスク、手袋、保護メガネを着用します。また、静脈投与の薬では血管漏出によって組織壊死を引き起こすため、確実に静脈に投与されなければなりません。

(2) 投与量に注意

投与量はほかの薬と異なり、動物の体表面積に基づき計算するものがあります。また、可能な限り高用量を投与します。副作用を恐れて投与量を下げると薬効が期待できなくなるからです。

(3) 他剤併用療法のプロトコールを厳守

　抗悪性腫瘍薬は、一般的に単独で使用するより複数を組み合わせるほうが薬効が増強し、耐性細胞の出現を最小限にとどめ、副作用を軽減することができます(**多剤併用療法**)。したがって、化学療法においては組み合わせる薬の種類や用量、投与方法などのプロトコールが決められています。例えば、悪性リンパ腫に対して行う化学療法では、組み合わせる薬の頭文字をとった以下のプロトコールがあります。

- COP：C＝シクロフォスファミド、O＝オンコビン®(一般名はビンクリスチン)、P＝プレドニゾロンを組み合わせたプロトコール。
- CHOP：上記の COP に H＝ドキソルビジンを組み合わせたプロトコール。
- L-CHOP：上記の CHOP に L＝L-アスパラギナーゼを組み合わせたプロトコール。

[3] 主な抗悪性腫瘍薬

　細胞周期のある時期の細胞に対してのみ特異的に作用するものを細胞周期特異性薬(**表 11-3**)といいます。一方で、細胞周期のすべてに効果のある薬剤を細胞周期非特異性薬といい、アルキル薬や白金化合物、抗菌薬などがあります。

　また、腫瘍細胞の浸潤や増殖に関わる因子に作用する新しい抗悪性腫瘍薬に、**分子標的薬**があります。人の消化管間質腫瘍をはじめ、さまざまな悪性腫瘍に対する分指標的薬が開発されてきましたが、その一部で犬の肥満細胞腫への臨床適用が始まっています。

　主な抗悪性腫瘍薬については**表 11-4**を参照してください。

表 11-3　主な細胞周期特異薬

効果のある細胞周期	細胞周期特異薬
G1 期	L-アスパラギナーゼ
S 期	メトトレキサートなどの代謝拮抗剤
G2 期	ブレオマイシン
分裂期	植物アルカロイド(ビンクリスチン、ビンブラスチン)

表 11-4 主な抗悪性腫瘍薬

分類	薬物名	商品名	主な適応	作用	副作用
アルキル化薬	シクロフォスファミド	エンドキサン®	・悪性リンパ腫 ・肉腫 ・腺癌	・アルキル基がDNAのグアニンをアルキル化しDNA複製を阻害する ・細胞分裂周期非依存性	・骨髄抑制 ・出血性膀胱炎
代謝拮抗薬	6-メルカプトプリン	ロイケリン®	悪性リンパ腫	・悪性腫瘍細胞の増殖に必要な代謝系に拮抗する ・細胞分裂S期に作用 ・プリン代謝拮抗	悪心・嘔吐
	5-フルオロウラシル(5-FU)		悪性リンパ腫	ピリミジン代謝拮抗	造血障害
	メトトレキサート	メソトレキセート®	悪性リンパ腫	葉酸代謝拮抗	・重度の骨髄抑制 ・消化管障害
抗菌薬	ブレオマイシン	ブレオ®	・悪性リンパ腫 ・リンパ性白血病 ・骨肉腫	フリーラジカルを生成してDNA鎖を切断する	・骨髄抑制 ・消化器障害 ・血管外漏出で組織壊死 ・心毒性あり
	ドキソルビジン	アドリアシン®			
植物アルカロイド	ビンクリスチン	オンコビン®	悪性リンパ腫	・チュブリンと結合して微小管を可溶化し、紡錘体が形成されない ・細胞分裂M期に作用	・骨髄抑制 ・局所皮膚傷害
	ビンブラスチン	エクザール®			
白金化合物	シスプラチン	ブリプラチン®	・膀胱がん ・卵巣がん ・子宮がん	・DNAと結合して機能を抑制する ・細胞分裂周期非依存性	腎障害
	カルボプラチン	パラプラチン®			
酵素	L-アスパラギナーゼ	ロイナーゼ®	悪性リンパ腫	・アスパラギンを分解することでタンパク合成を阻害する ・皮下注射か筋肉注射 ・細胞分裂G1期に作用	アナフィラキシー

(次ページにつづく)

表11-4 主な抗悪性腫瘍薬（つづき）

分類	薬物名	商品名	主な適応	作用	副作用
ホルモン類	プレドニゾロン			ステロイド薬	
	タモキシフェン	ノルバデックス®	人の乳がん治療薬であるが、犬の乳腺腫瘍への効果は明らかではない	抗エストロジェン薬	
	トレミフェン	フェアストン®			
	エストラジオール	エストラーナ®、ディビゲル®など多数	犬の前立腺腫瘍への効果は明らかではない	抗アンドロゲン薬	
	フルタミド	オダイン®			
分子標的薬	イマニチブ	グリベック®	犬の肥満細胞腫	腫瘍細胞の浸潤、増殖に関する因子に作用して抑制作用を示す	従来の抗がん剤に比べて低い

note

CHAPTER 11　演習問題

問題 1　抗悪性腫瘍薬を用いた化学療法について正しいものを 1 つ選びなさい。
① 単剤で使用して効果がない場合に限り複数の薬剤を併用する。
② 薬用量の範囲のうちできる限り低用量を投与すべきである。
③ 正常組織の細胞は腫瘍細胞とは異なるため影響を受けない。
④ 放射線治療や温熱療法を行う場合、化学療法は用いない。
⑤ すべての腫瘍が化学療法によく反応するとは限らない。

問題 2　次の抗悪性腫瘍薬の作用機序と有害作用の組み合わせのうち、誤っているものを 1 つ選びなさい。
① シクロフォスファミド……DNA をアルキル化……出血性膀胱炎
② L-アスパラギナーゼ……葉酸代謝拮抗……白血病
③ ビンクリスチン……チュブリンと結合し微小管機能を阻害……骨髄抑制・脱毛
④ ドキソルビジン……活性酸素生成による DNA 切断……心臓障害
⑤ シスプラチン……DNA 機能抑制……腎障害

問題 3　悪性リンパ腫の治療薬として適切でないものを 1 つ選びなさい。
① L-アスパラキナーゼ
② ドキソルビシン
③ トレミフェン
④ ビンブラスチン
⑤ シクロフォスファミド

▶解答は P.149 へ。

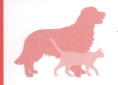

CHAPTER 12

駆虫薬・殺虫薬

1. 寄生虫

動物の寄生虫には、体の中にすみつく**内部寄生虫**と、体表につくノミやダニなどの**外部寄生虫**があります。

[1] 内部寄生虫

動物の体内に寄生する内部寄生虫は、**線虫**、**条虫**、**吸虫**（あわせて**蠕虫**という）および**原虫**の4種類に分けられます。

(1) 線虫

ひも状または糸状の形態をしており、脊椎動物に寄生するものだけでも約36,000種と非常にたくさんの種類があります。線虫には雌雄があり、例外を除いて有性生殖を行います。線虫には、**回虫**、**鉤虫**、**糞線虫**や**糸状虫**などがあり、特に回虫は子犬や子猫によくみられます。

ここで、**犬糸状虫**（フィラリア）のライフサイクル（生活環）をみていきましょう。

①犬の血管内に寄生したフィラリアは、血液中に未熟な幼虫である**ミクロフィラリア**（mf）を産生します。
②感染した犬を吸血してmfを取り込んだ蚊（**中間宿主**＝トウゴウヤブカやアカイエカ、ヒトスジシマカ）の中で、mfは第3期幼虫（L3）まで発育します。
③この蚊が犬などを吸血した際に、第3期幼虫が犬の表皮から侵入し、皮下や筋肉で発育し約10日で第4期幼虫（L4）となります。
④その後約2カ月で第5期幼虫（L5）となり血管・リンパ管に入り血流にのって2～3カ月後に右心室に到達します。
⑤さらに約6カ月で成虫となり、7～8カ月でmfを産生します。

(2) 条虫

片節が連なって扁平な一個体を形成し、数 mm～数 m にまで及びます。腸管に寄生し、雌雄同体で各片節ごとに 1 組の雌雄生殖器が備わっています。その形態と発育仕様から**円葉条虫**と**擬葉条虫**に分類されます。小動物領域では、ノミによって媒介される瓜実条虫が頻出します。

(3) 吸虫

扁平で木の葉状や円筒状の形状をしています。数 mm～5 cm ほどの大型のものまであります。1 種を除き雌雄同体で、すべて寄生生活を営みます。ヘビやカエルを捕食する猫の便検査で**壺型吸虫**をみかけることがあります。

(4) 原虫

単細胞生物（真核生物）で、分化した細胞器官が備わっていて栄養摂取、代謝、運動、生殖などすべての生命活動が行われます。子犬や子猫に主に下痢など消化器症状を示します。

[2] 外部寄生虫

動物の体表に寄生する外部寄生虫は、ノミやシラミなどの昆虫類とダニ類に分類されます。

(1) ノミ、シラミ

昆虫類で頭部、胸部、腹部からなる体をしています。ノミは幼虫と成虫の形態が全く異なる完全変態、シラミは幼虫と成虫の形態がほとんどかわらない**不完全変態**です。

(2) ダニ類

ダニ類には**マダニ類、ヒゼンダニ類、ニキビダニ（毛包虫）**などがあります。

マダニは吸血すると 2～3 cm の大きさになることがあります。感染症を伝播する危険も大きく、特に注意が必要です。

ヒゼンダニは動物の皮膚にトンネルを掘り、宿主に激しい痒みと皮膚症状を引き起こします。ヒゼンダニによって起こる皮膚の病気を**疥癬**といいます。**イヌヒゼンダニ、ネコショウセンコウヒゼンダニ**のほか、外耳道に寄生する**ミミヒゼンダニ（耳ダニ）**などがあります。

ニキビダニ（毛包虫）は犬や猫の毛包や皮脂腺に寄生しますが、無症状のまま共生することがほとんどです。ただし、何らかの原因によって発症すると難治性の皮膚病を引き起こします。

2. 内部寄生虫駆虫薬

内部寄生虫駆虫薬とは、蠕虫類(線虫、条虫、吸虫)と原虫類を駆除する薬です。寄生虫に選択的毒性を有することが理想とされている薬です。

[1] 抗蠕虫薬(表12-1、12-2)

抗蠕虫薬は、その作用機序により以下のとおり分類することができます。

①細胞骨格を構成するチューブリンと結合し、微小管形成を阻害して細胞を変性させるもの(ベンツイミダゾール系)。
②グルタミン酸受容体やGABA受容体に作用して神経系に影響を及ぼすもの(マクロライド系)。
③神経筋接合部を遮断したりニコチン様作用で運動麻痺を起こすもの(ピランテル、レバミゾール)。
④外皮を変性するもの(プラジクアンテル)。
⑤エネルギー産生を抑制するもの(ベンツイミダゾール系、ジチアザニン)。

高温多湿で蚊の多い日本では、かつて屋外飼育の犬の死因として**犬フィラリア(犬糸状虫)症**が大きな割合を占めていましたが、予防薬が普及し、投与頻度が毎日投与から月1度の投与へと進化したことで、近年めざましく予防効果が現れています。

犬に感染した直後の幼虫を駆除するには、マクロライド系(イベルメクチン、ドラメクチン、ミルベマイシンオキシム、モキシデクチン)を使用します。血液中に多数のミクロフィラリアがいる場合、それらが一気に死滅してショックを引き起こすことがあるので、予防薬を使用する前にはフィラリア感染のないことを検査する必要があります。

成虫の駆除には有機ヒ素化合物(メラルソミン)を用いますが、フィラリア成虫が右心房で死んで肺に塞栓すると致命的となるため慎重に投与しなければなりません。

[2] 抗原虫薬(表12-3)

蠕虫よりも小さい原虫類は、犬や猫ではコクシジウムやトキソプラズマが問題となります。

葉酸拮抗薬とサルファ剤の合剤は、抗菌作用に加え抗原虫作用も有します。メトロニダゾールやチニダゾールは原虫そのものではなく、嫌気性細菌に対する作用や免疫機構への影響もあわせて治療効果が現れます。

CHAPTER 12　駆虫薬・殺虫薬

表 12-1　主な抗蠕虫薬

主な駆虫薬	商品名	対象	特徴
ベンツイミダゾール系 ・フェバンテル ・フェンベンダゾール	ドロンタール®プラス*	・線虫 ・吸虫 ・条虫	作用スペクトルが広い
マクロライド系 ・イベルメクチン ・ドラメクチン ・モキシデクチン ・ミルベマイシンオキシム	・イベルメック®など多数 ・デクトマックス® ・プロハート® ・ミルベマイシンA	・ほとんどの線虫 ・疥癬、シラミなど外部寄生虫 ・フィラリア（水系状虫）	
ピランテル	・ドロンタール® ・ドロンタール®プラス* ・ソルビー錠* ・パナメクチン®チュアブル* ・イベルメック®PI ・エコハート®チュアブル* ・カルドメック®チュアブルP*	・回虫 ・鉤虫 ・鞭虫	・フィラリア症の予防、駆虫薬と条虫駆虫薬と組み合わされた薬として広く使用される ・回虫の濃厚感染の猫では、投薬によって回虫アレルギーが出る危険がある
レバミゾール	・塩酸レバミゾール	・回虫 ・鉤虫 ・フィラリア（大系状虫）	・作用スペクトルが広い ・フィラリア症には現在ほとんど使用しない
メチリジン	・トリサーブ注®	犬鞭虫	
ピペラジン（市販の虫下しなど）	・ピペラミタカ®など多数	回虫	麻痺した虫体を生きたまま排出する
プラジクアンテル （プラジカンテルともいう）	・ドロンシット® ・ドロンタール®* ・ドロンタール®プラス*	条虫（瓜実条虫、マンソン裂頭条虫、包虫）	・虫卵には抵抗性があり死滅させることはできないため、7〜10日後に再投与する ・安全性は高い

＊：他の成分との合剤。

表 12-2 主なフィラリア(犬糸状虫)薬

主な駆虫薬	商品名	対象	特徴
・イベルメクチン	・イベルメック®PI* ・パナメクチン® ・エコハート®チュアブル* ・カルドメック®チュアブルP* など多数	・幼虫(体内移行中の第4期幼虫と子虫)	・蚊のシーズンに合わせ1カ月に1回投与する ・フィラリアにすでに感染し血中にミクロフィラリアがいる場合、これらの薬の投与によって多数のミクロフィラリアが一気に死滅するとショック症状を起こすおそれがあるので、薬の投与前にはフィラリアに感染していないことを検査する必要がある ・コリー種には使用しない
・ミルベマイシンオキシム	・ミルベマイシンA		
・モキシデクチン	・モキシハートタブ® ・モキシデック®		
・セラメクチン	・レボリューション®	・幼虫 ・ノミ ・ダニ類(マダニ、ヒゼンダニとも) ・猫回虫・犬回虫	・塗布薬として使用されている ・ノミに対しては成虫駆除と虫卵孵化阻害の作用がある ・6週齢から使用でき、妊娠中にも使用可能である ・コリー種にも使用可能である
・ジエチルカルバマジン	・スパトニン®	・幼虫(体内移行中の子虫) ・ミクロフィラリア	・毎日1回投与しなければならない1世代前のフィラリア予防薬である
・ジチアザニン	・ミクロロリーナ®	・ミクロフィラリア	・成虫を駆除してから用いる一昔前のフィラリア薬である ・青紫色の色素で便が青く染まる
・有機ヒ素化合物 (メラルソミン)	・イミトサイド®	・成虫	・心臓や肺動脈に成虫が寄生してしまった場合に使用する ・4時間以上あけて2回筋肉内投与する ・肺での塞栓が問題となるため慎重に投与する必要がある

＊：他の成分との合剤。

表 12-3　主な抗原虫薬

主な駆虫薬	商品名	対　象	特　徴
サルファ剤			
・スルファジメトキシン	・アプシード®	・コクシジウム（イソスポーラ） ・ジアルジア（ランブル鞭毛虫） ・トリコモナス ・トキソプラズマ	葉酸拮抗薬と併用する
・スルファモノメトキシン	・ダイメトン®		
・メトロニダゾール ・チニダゾール	・フラジール®	・コクシジウム（イソスポーラ） ・ジアルジア（ランブル鞭毛虫） ・トリコモナス ・キソプラズマ ・アメーバー ・大腸バランチヂウム	クロストリジウムや腸内細菌など嫌気性細菌にも有効である

3.　外部寄生虫駆虫薬（殺虫薬）

　外部寄生虫駆虫薬（表 12-4）はおもに昆虫類を駆除する薬です。殺虫薬は、①農作物などの害虫を駆除するもの（農薬）と、②生体への外部寄生虫を駆除するものとがあります。ここでは獣医学的に重要な外部寄生虫殺虫薬について解説します。

　成虫を駆除する殺虫薬は、コリンエステラーゼ阻害や、GABA の作用を阻害することで効果を発揮します。しかし、昆虫類は世代交代が早いため、孵化をさせないこと、発育を阻害することを目的に、幼虫発育阻止薬（IGR）（表 12-5）を使用します。IGR は、節足動物の外骨格の構成成分であるキチン質の合成を阻害して孵化および成虫への発育過程を阻害します。

＋ column
殺虫薬と中毒

　都会においても、人は癒しを求め草木を植えます。公園や庭の草木を手入れするために人は除草剤や殺虫剤を使います。近所でそれらの薬剤を使用した場合、犬を外に出すと、犬が薬剤をなめてしまったり、薬剤が付いた草を食べてしまうことにより中毒を起こす可能性があります。

表12-4 主な外部寄生虫殺虫(成虫)薬

主な殺虫薬	商品名	作用機序	対象	使用法	特徴	中毒
有機リン系 ・ダイアジノン ・トリクロルホルン ・マラチオン ・フェニトロチオン	・ダイアジノン ・ディプテレックス ・マラソンなど多数 ・スミチオンなど多数	非可逆的にコリンエステラーゼを阻害	・ノミ ・ハエ ・アブ ・ダニ など	・飼育小屋、畜舎周辺に散布する ・牧野の薫蒸に用いる	・人や家畜にも毒性が強い	・神経症状から呼吸麻痺に陥る ・治療にはプラリドキシム(PAM)と、アトロピンを併用する(PAMは血液脳関門を通過できず脳には届かないため)
カルバメート系 ・プロポクスル	・キルティックス	可逆的にコリンエステラーゼを阻害	・ノミ ・ハエ ・アブ ・ダニ など	・犬や猫の首輪として使用する ・動物の体に散布する		・有機リン中毒と同様の症状がある ・治療にはアトロピンを使用する
ピレスロイド系 ・プレスリン ・ピレスリン ・ペルメトリン ・レスメトリン		Naチャネルを持続的に開き神経伝導を阻害	・ノミ ・ハエ ・蚊 ・アブ ・シラミ など	・家庭用除虫菊として蚊取り線香、蚊取りマットに使用する ・犬や猫の首輪として使用する	・ノックダウン効果がある ・環境中にはほとんど残留しない	・流涎、振戦、呼吸困難 けいれん、
ジアミド化合物 ・アミトラズ	・ダニカット		・毛包虫	・犬の毛包虫症の薬浴に使用する		
クロロニコチニル系 ・イミダクロプリド	・アドバンテージ ・フォートレオン®*	ニコチン受容体を阻害	・ノミ成虫 ・ウサギのツメダニ		・入浴で流れてしまう ・マダニには効果がない	
フェニルピラゾール系 ・フィプロニル	・フロントラインプラス®*	神経伝達物質のGABAを阻害	・ノミ ・マダニ		・皮脂腺に蓄積し、皮脂とともに徐々に分泌されるので持続性がある	

*：他の成分との合剤。

表 12-5 主な幼虫発育阻害薬(IGR)

幼虫殺虫薬	商品名	作用機序	対象	特徴
・ルフェヌロン	・プログラム® ・システック®*	・外骨格構成成分であるキチン質の合成阻害	・ノミの卵、幼虫	・キチン質合成を阻害して幼虫の孵化や発育過程が阻害される
・メトプレン	・サーチフェクト®*		・ノミの卵、幼虫	・昆虫幼若ホルモン類似物質である ・変態の開始を阻止する
・ピリプロキシフェン	・アドバンテージプラス®*			

IGR＝insect growth regulators
＊：他の成分との合剤。

+ column
ペットと寄生虫

　日本は上下水道が整備され、また廃棄物処理対策が進み、他国にはみられない衛生環境ができ、人が寄生虫による感染症にかかることはめったにありません。
　一方、犬や猫では未だに寄生虫の感染症はよく見られます。例えば、子犬や子猫ではコクシジウムや回虫の感染による下痢はめずらしいものではありません。特に、犬のフィラリア症は、心臓に成虫が寄生するといのちに関わることがある病気です。しかし、今では月1回の投与で予防できる薬のおかげでフィラリア症になる犬は大きく減少しています。

note

CHAPTER 12　演習問題

問題 1　次のうちフィラリア予防薬として、<u>使用されていないもの</u>を1つ選びなさい。
① イベルメクチン
② ミルベマイシン
③ モキシデクチン
④ ジエチルカルバマジン
⑤ フィプロニル

問題 2　瓜実条虫の駆虫薬として使用されているものを、1つ選びなさい。
① ピレスロイド
② プラジクアンテル
③ メトプレン
④ セラメクチン
⑤ アミトラズ

問題 3　犬の便に回虫が発見された場合に<u>投与すべき薬ではないもの</u>を、1つ選びなさい。
① フェンベンダゾール
② ピランテル
③ レバミゾール
④ イミダクロプリド
⑤ ピペラジン

問題 4　次のうち、線虫駆除剤として使用されているものを1つ選びなさい。
① フィプロニル
② アミトラズ
③ プラジクアンテル
④ イベルメクチン
⑤ スルファジメトキシン

▶解答は P.149 へ。

APPENDIX 薬の一覧表

- CHAPTER 2〜12に登場した薬を分類してまとめました。主な商品名については本文を参照してください。
- 薬の名前（一般名または商品名）から本文の記載を探すときは、索引（p.150）を活用してください。
（2016年7月現在）

CHAPTER 2　神経系に作用する薬 (p.33〜53)

分　類			一般名	
全身麻酔薬	吸入麻酔薬		・笑気ガス（N₂O） ・エーテル ・ハロタン	・イソフルラン ・セボフルラン
	注射麻酔薬		・塩酸ケタミン ・プロポフォール	・アルファキサロン
	短時間作用型バルビツレート		・ペントバルビタール	
	超短時間作用型バルビツレート		・チオペンタール	・チアミラール
局所麻酔薬	天然		・コカイン	
	合成		・プロカイン	・リドカイン
鎮静・催眠薬	バルビツレート		・フェノバルビタール	・アモバルビタール
	ベンゾジアゼピン誘導体		・ジアゼパム ・ミタゾラム	・ニトラゼパム ・フルマゼニル［拮抗薬］
	α2アドレナリン作動薬		・キシラジン	・メデトミジン
	α2アドレナリン拮抗薬		・アチパメゾール	
	神経遮断薬	フェノチアジン誘導体	・クロルプロマジン ・アセプロマジン	
		ブチロフェノン誘導体	・ドロペリドール ・ハロペリドール	・アザペロン
問題行動治療薬	三環系抗うつ薬（TCA）		・クロミプラミン ・イミプラミン	・アミトリプチリン
鎮痛薬	麻薬性オピオイド鎮痛薬		・モルヒネ ・フェンタニル	・ペチジン
	モルヒネ拮抗薬		・ナロキソン	
	非麻薬性オピオイド鎮痛薬		・ブトルファノール ・ブプレノルフィン	・ペンタゾシン
	解熱性鎮痛薬		・アセチルサリチル酸（アスピリン） ・アセトアミノフェン	・イブプロフェン ・インドメタシン
抗てんかん薬	バルビツレート		・フェノバルビタール	
	ベンゾジアゼピン		・ジアゼパム	・ニトラゼパム
	ビダントイン誘導体		・フェニトイン	
	その他		・臭化カリウム	

141

CHAPTER 2　神経系に作用する薬 (つづき)

分類		一般名	
交感神経作動薬（アドレナリン作動薬）	αアドレナリン受容体作動薬	・ノルアドレナリン ・アドレナリン ・フェニレフリン	・クロニジン ・キシラジン ・メデトミジン
	βアドレナリン受容体作動薬	・アドレナリン ・イソプロテレノール ・ドブタミン	・ドパミン ・サルブタモール
	その他	・エフェドリン	
交感神経遮断薬（アドレナリン拮抗薬）	αアドレナリン受容体拮抗薬	・フェノキシベンザミン ・プラゾシン	・ヨヒンビン
	βアドレナリン受容体拮抗薬	・プロプラノロール ・メトプロロール	・ブトキサミン
アドレナリン作動性神経遮断薬		・グアネシジン	・レセルピン
副交感神経作動薬（コリン作動薬）	コリンエステル類	・アセチルコリン ・カルバコール	・ベタネコール
	アルカロイド類	・ピロカルピン	
	抗コリンエステラーゼ	・フィゾスチグミン ・ネオスチグミン	・有機リン化合物
副交感神経遮断薬（抗コリン薬）	ムスカリン受容体拮抗薬	・アトロピン	・スコポラミン

CHAPTER 3　抗炎症薬 (p.54〜62)

分類		一般名	
ステロイド系抗炎症薬		・メチルプレドニゾロン ・プレドニゾロン ・デキサメタゾン ・ベタメタゾン ・フルオロシノロン ・コルチゾン	・ヒドロコルチゾン ・モメタゾン ・トリアムシノロン ・コルチゾン ・ヒドロコルチゾン
非ステロイド系抗炎症薬	サリチル酸誘導体	・アセチルサリチル酸（アスピリン）	
	インドール酢酸誘導体	・インドメタシン	
	プロピオン酸誘導体	・イブプロフェン ・ケトプロフェン	・カルプロフェン
	オキシカム系	・メロキシカム	・ピロキシカム
	コキシブ系	・フィロコキシブ	・ロベナコキシブ
ヒスタミン／ヒスタミン受容体拮抗薬	H1受容体拮抗薬（H1ブロッカー／抗ヒスタミン薬）	・ジフェンヒドラミン ・プロメタジン	・クロルフェニラミン

CHAPTER 4　循環器・血液系に作用する薬 (p.63〜76)

分類		一般名	
強心薬	カテコールアミン	・アドレナリン ・ドパミン	・ドブタミン
	ジギタリス（強心配糖体）	・ジゴキシン	
	Ca^{2+}感受性増加薬	・ピモベンダン	

CHAPTER 4　循環器・血液系に作用する薬（つづき）

分　類		一般名	
血管拡張薬	アンジオテンシン変換酵素（ACE）阻害薬	・エナラプリル ・アラセプリル ・カプトプリル	・テモカプリル ・ベナゼプリル ・ラミプリル
	亜硝酸薬	・ニトログリセリン	・硝酸イソソルビド
	カルシウムチャネル阻害薬	・アムロジピン ・ジルチアゼム	・ニフェジピン
	その他	・ヒドララジン	
抗不整脈薬	クラスⅠ	・キニジン ・プロカインアミド	・リドカイン
	クラスⅡ	・プロプラノロール	・アテノロール
	クラスⅢ	・アミオダロン	
	クラスⅣ	・ジルチアゼム	・ベラパミル
血液凝固に関わる薬	血液凝固促進薬（止血剤）	・ビタミンK ・トラネキサム酸 ・カルバゾクロム	・フィブリノーゲン ・トロンビン
	血液凝固抑制薬（抗血栓剤）（クマリン誘導体）	・ワルファリン	
	血液凝固抑制薬（抗血栓剤）（NSAIDs）	・アスピリン	
	凝集防止薬	・ヘパリン ・クエン酸ナトリウム	・エデト酸ニナトリウム（EDTA）
	血栓溶解薬	・t-プラスミノーゲンアクチベータ ・ウロキナーゼ	
抗貧血薬	鉄欠乏性貧血治療薬	・デキストラン鉄	・硫化鉄（硫化第一鉄）
	巨赤芽球性貧血治療薬	・ビタミンB_{12}（シアノコバラミン） ・葉酸	
	腎性貧血治療薬	・エリスロポエチン	
	免疫介在性貧血治療薬	・プレドニゾロン	

CHAPTER 5　呼吸器系に作用する薬 (p.77〜82)

分　類		一般名	
呼吸興奮薬		・ドキサプラム	・ジモルホラミン
鎮咳薬	麻薬性	・コデイン	・ジヒドロコデイン
	非麻薬性	・デキストロメトルファン ・ブトルファノール	・ジメモルファン
	末梢性	・ベンゾナテート	
去痰薬	気道粘液修復薬	・ブロムヘキシン ・カルボシスティン	・桜皮エキス
気道粘液溶解薬	システイン誘導体	・アセチルシステイン ・メチルシステイン	・エチルシステイン
	酵素製剤	・塩化リゾチーム	
	界面活性剤	・チロキサポール	

CHAPTER 5　呼吸器系に作用する薬(つづき)

分類		一般名
気管支拡張薬	受容体拮抗薬(抗コリン薬)	・イプラトロピウム
	受容体拮抗薬 (抗ロイコトリエン薬)	・プランルカスト
	受容体拮抗薬 (抗トンボキサン薬)	・セラトロダスト
	β受容体作動薬	・サルブタモール　・テルブタリン
	キサンチン誘導体	・アミノフィリン　・ジプロフィリン ・テオフィリン

CHAPTER 6　泌尿器に作用する薬 (p.83〜88)

分類		一般名
利尿薬	ループ利尿薬	・フロセミド　・トラセミド
	チアジド[*1]系利尿薬	・ヒドロクロロチアジド[*2]
	カリウム保持性利尿薬	・スピロノラクトン　・トリアムテレン
	浸透圧利尿薬	・D-マンニトール　・グリセリン
その他	尿毒素治療薬(吸着薬)	・薬用炭　・ケイ酸アルミニウム
	尿酸生成抑制薬	・アロプリノール
	尿酸性化薬	・メチオニン
	尿アルカリ化薬	・炭酸水素ナトリウム
	尿崩症治療薬	・デスモプレシン

＊1：サイアジドともいう。　＊2：ヒドロクロロサイアジドともいう。

CHAPTER 7　消化器系に作用する薬 (p.89〜98)

分類		一般名
潰瘍治療薬	胃酸抑制薬(H2受容体拮抗薬：H2ブロッカー)	・シメチジン　・ラニチジン ・ファモチジン
	胃酸抑制薬 (ムスカリン受容体拮抗薬)	・ピレンゼピン ・ブチルスコポラミン臭化物
	胃酸抑制薬 (プロトンポンプ阻害薬)	・オメプラゾール　・ランソプラゾール
	制酸薬(アルカリ性化合物)	・水酸化アルミニウム　・水酸化マグネシウム配合剤 ・重曹(炭酸水素ナトリウム)
防御因子増強薬	プロスタグランジン製剤	・ミソプロストール　・オルノプロスチル
	粘膜保護薬	・スクラルファート　・テプレノン
	ドパミン受容体拮抗薬	・メトクロプラミド　・スルピリド ・ドンペリドン
催吐薬	中枢性	・アポモルヒネ　・メデトミジン ・キシラジン
	末梢性	・過酸化水素水　・トラネキサム酸 ・トコン末

CHAPTER 7　消化器系に作用する薬 (つづき)

分類		一般名	
制吐薬	フェノチアジン誘導体	・クロルプロマジン	
	ドパミン受容体拮抗薬	・メトクロプラミド ・ドンペリドン	・イトプリド
	抗ヒスタミン薬	・ジフェンヒドラミン	・プロメタジン
	5-HT 受容体拮抗薬	・グラニセトロン	
	ニューロキニン受容体拮抗薬	・マロピタント	
下痢治療薬 (止瀉薬)	収れん薬	・次硝酸ビスマス	・タンニン酸アルブミン
	吸着薬	・ケイ酸アルミニウム	・薬用炭
	水分泌抑制	・ベルベリン	
	オピオイド作動薬	・ロペラミド	
	抗コリン薬	・ブチルスコポラミン臭化物	
下剤 (瀉下薬)	粘滑性下剤	・ワセリン ・グリセリン	・流動パラフィン
	膨張性下剤	・カルメロース	
	塩類性 (浸透圧性) 下剤	・硫酸ナトリウム	・硫酸マグネシウム
	刺激性下剤	・ヒマシ油 ・ダイオウ	・アロエ ・センナ
	糖類下剤	・ラクツロース	
肝臓疾患の薬	肝機能改善薬	・グルタチオン	・グリチルリチン酸
	利胆剤	・ウルソデオキシコール	
膵臓疾患の薬	H2 受容体拮抗薬 (H2 ブロッカー)	・シメチジン	・ファモチジン
	タンパク分解酵素阻害薬	・カモスタット	・ガベキサート

CHAPTER 8　ホルモンとホルモン薬 (p.99〜110)

分類		一般名	
甲状腺ホルモン拮抗薬		・チアマゾール ・メチマゾール	・プロピルチオウラシル
甲状腺ホルモン薬	合成チロキシン[*1]	・レボチロキシンナトリウム水和物	
	合成トリヨードチロニン[*2]	・リオチロニンナトリウム	
糖尿病治療薬		・インスリン ・スルホニル尿酸類 (トルブタミドなど)	
副腎皮質機能亢進症 (クッシング症候群) 治療薬		・トリロスタン ・ミトタン	・テトラコサクチド
副腎皮質機能低下症治療薬		・フルドロコルチゾン酢酸塩	
雄性ホルモン薬		・テストステロン	
雄性ホルモン拮抗薬		・クロルマジノン	・オサテロン
卵胞ホルモン薬		・ジエチルスチルベストロール (DES) ・エストラジオール	

＊1：サイロニンともいう。　＊2：トリヨードサイロニンともいう。

CHAPTER 8　ホルモンとホルモン薬（つづき）

分　類	一般名
黄体ホルモン薬	・メゲステロール　　・メレンゲステロール ・メドロキシプロジェステロン　・プロリゲストン ・クロルマジノン
子宮収縮薬	・オキシトシン ・ジノプロスト（プロスタグランジン F2α） ・エルゴメトリン（麦角アルカロイド）

CHAPTER 9　免疫機能に作用する薬 (p.111〜114)

分　類	一般名
免疫抑制薬	・シクロスポリン　　・副腎皮質ホルモン製剤 ・アザチオプリン
免疫増強薬	・イノシンプラノベクス

CHAPTER 10　病原微生物に対する薬 (p.115〜125)

分　類		一般名
抗菌薬	ペニシリン系	・ベンジルペニシリン　・アモキシシリン ・アンピシリン　　　　・メチシリン
	セフェム系	・セファレキシン　・セフィキシム ・セファゾリン
	カルバペネム系	・イミペネム　　　・シラスタチン
	アミノグリコシド系	・ストレプトマイシン　・アミカシン ・ゲンタマイシン　　　・トブラマイシン ・カナマイシン
	テトラサイクリン系	・テトラサイクリン　・ドキシサイクリン ・ミノサイクリン
	マクロライド系	・エリスロマイシン　・タイロシン
	クロラムフェニコール	・クロラムフェニコール
	糖ペプチド	・バンコマイシン
	リンコサミド	・クリダマイシン
	ニューキノロン類 （フルオロキノロン類）	・オフロキサシン　　・オルビフロキサシン ・エンロフロキサシン　・マルボフロキサシン
	サルファ剤 （スルフォンアミド類）	・スルファジメトキシン　・サラゾスルファピリジン ・スルファモノメトキシン　・ダイメトン
	葉酸拮抗薬	・トリメトプリム
抗真菌薬	ポリエンマクロライド系	・アムホテリシン B　・ナイスタチン
	アゾール系	・ケトコナゾール　・フルコナゾール ・イトラコナゾール
	真菌細胞核に作用する薬	・グリセオフルビン
抗ウイルス薬		・ネコインターフェロン

CHAPTER 11　抗悪性腫瘍薬(p.126〜131)

分　類	一般名
アルキル化薬	・シクロフォスファミド
代謝拮抗薬	・6-メルカプトプリン　・メトトレキサート ・5-フルオロウラシル
抗菌薬	・ブレオマイシン　・ドキソルビジン
植物アルカロイド	・ビンクリスチン　・ビンブラスチン
白金化合物	・シスプラチン　・カルボプラチン
酵素	・L-アスパラギナーゼ
ホルモン類	・プレドニゾロン　・フルタミド ・タモキシフェン　・トレミフェン ・エストラジオール
分子標的薬	・イマニチブ

CHAPTER 12　駆虫薬・殺虫薬(p.132〜140)

分　類			一般名
内部寄生虫駆除薬	抗蠕虫薬	ベンゾイミダゾール系	・フェンベンダゾール　・フェバンテル
		マクロライド系	・イベルメクチン　・ミルベマイシンオキシム ・ドラメクチン　・セラメクチン ・モキシデクチン
		フィラリア(犬糸状虫)薬	・イベルメクチン　・ミルベマイシンオキシム ・モキシデクチン　・セラメクチン ・ジエチルカルバマジン　・メラルソミン ・ジチアザニン　(有機ヒ素化合物)
		線虫駆虫薬	・ピランテル　・メチリジン ・レバミゾール　・ピペラジン
		条虫駆虫薬	・プラジクアンテル
	抗原虫薬		・スルファジメトキシン　・メトロニダゾール ・スルファモノメトキシン　・チニダゾール
外部寄生虫殺虫薬	成虫殺虫薬	有機リン系	・ダイアジノン　・マラチオン ・トリクロルホルン　・フェニトロチオン
		カルバメート系	・プロポクスル　・フィゾスチグミン ・ネオスチグミン
		ピレスロイド系	・アレスリン　・ペルメトリン ・ピレスリン　・レスメトリン
		ジアミド化合物	・アミトラズ
		クロロニコチニル系	・イミダクロプリド
		フェニルピラゾール系	・フィプロニル
幼虫発育阻害薬(IGR)			・ルフェヌロン　・ピリプロキシフェン ・メトプレン

演習問題　解答

CHAPTER 1　薬理学の基礎 (p.27〜32)

[薬と法令]
問題 1　①　**問題 2**　②　**問題 3**　⑤

[薬の体内動態]
問題 4　①　**問題 5**　③　**問題 6**　⑤　**問題 7**　①

[薬の投与]
問題 8　④　**問題 9**　①　**問題 10**　②
問題 11　⑤　**問題 12**　⑤

[用量と処方(調剤)―注射剤の計算]

問題 13　**1.6 mL**

「10 mg/kg×体重 8 kg＝80 mg」が必要。
薬液は 1 mL あたり 50 mg 入っているので、
$50\ mg:1\ mL=80\ mg:\chi\ mL$
$50\chi=80$
$\chi=80/50$
$\chi=1.6$

問題 14　**0.5 mL**

「5 mg/kg×体重 5 kg＝25 mg」が必要。
薬剤は 1 mL あたり 50 mg 入っているので、
$50\ mg:1\ mL=25\ mg:\chi\ mL$
$50\chi=25$
$\chi=0.5$

問題 15　**0.4 mL**

「5 mg/kg×体重 4 kg＝20 mg」が必要。
注射液は 1 mL あたり 50 mg 入っているので、
$50\ mg:1\ mL=20\ mg:\chi\ mL$
$50\chi=20$
$\chi=0.4$

問題 16　**0.32 mL**

「4 mg/kg×体重 4 kg＝16 mg」が必要。
注射液には 10 mL あたり 500 mg 入っているので、
$500\ mg:10\ mL=16\ mg:\chi\ mL$
$\chi=160/500$
$=0.32$

問題 17　**0.6 mL**

アモキシシリン 1 g＝1,000 mg を
10 mL 生理食塩液に溶かす。
「10 mg/kg×体重 6 kg＝60 mg」必要なので、
$1,000\ mg:10\ mL=60\ mg:\chi\ mL$
$1,000\chi=600$
$\chi=6/10$
$=0.6$

問題 18　**犬には 0.6 mL、猫には 0.1 mL**

ドミトールは 10 mL 中 10 mg メデトミジンを含むので、
1 mL＝1 mg。
犬には「0.06 mg/kg×体重 10 kg＝0.6 mg」が必要。
猫には「0.02 mg/kg×体重 5 kg＝0.1 mg」が必要。

問題 19　**3 目盛り**

インスリンポンプに慣れるための出題である。
30 G は 30 ゲージの「針の太さ」、IU は「単位」。
インスリンは自宅で飼主自身が筋肉注射をするため、液量が簡単にわかるようにシリンジの目盛りは「単位」そのものを表す。
「0.5 IU/kg×体重 6 kg＝3 IU」で 3 目盛りとなる。

問題 20　**10 mL**

全体 150 mL 溶液の 1/15 が原液なので
「150 mL×1/15＝10 mL」となる。

問題 21　**180 mL**

200 mL 溶液の 10％がもとの注射液なので
「200 mL×0.1＝20 mL」が注射液の量である。
生理食塩液の量は、全体から注射液の量を引いた値
「200－20＝180 mL」となる。

[用量と処方(調剤)―内服薬の計算]

問題 22　**7 錠**

1 回に必要な量は「5 mg/kg×体重 8 kg＝40 mg」。
これは錠剤 A の 1 錠分である。
これが 1 日 1 回 7 日分なので、
「1 錠×1 回×7 日＝7 錠」となる。

問題 23　**12 錠**

1 回に必要な量は「2 mg/kg×体重 5 kg＝10 mg」。
これは 20 mg 錠剤の半分である。
これが BID(1 日 2 回)で、12 日分なので
「1/2 錠×2 回×12 日＝12 錠」となる。

問題 24　**6 錠**

1 回に必要な量は「5 mg/kg×体重 10 kg＝50 mg」でベルベリン 1 錠分にあたる。
これが 1 日 2 回で 3 日分なので
「1 錠×2 回×3 日＝6 錠」となる。

問題 25　**1/3 錠**

セファレキシンは「20 mg/kg×体重 5 kg＝100 mg」必要。
リノキシペット 1 錠のセファレキシン成分は
300 mg だから「100 mg÷300 mg＝1/3 錠」となる。

問題 26　**6 錠**

1 回に必要な量は「10 mg/kg×体重 2.5 kg＝25 mg」で、テオドール 50 mg 錠の半分である。
これが 1 日 2 回、6 日分なので
「1/2 錠×2 回×6 日＝6 錠」となる。

問題 27　**8 錠**

1 回 1/2 錠、1 日 2 回、経口投与で 8 日分必要なので、
「1/2 錠×2 回×8 日＝8 錠」となる。

問題 28　**0.4 g**

「10 mg/kg×体重 10 kg＝100 mg」の薬が必要。
粉剤は 1 g あたり 250 mg の薬 A が含まれるので、
$250\ mg:1\ g=100\ mg:\chi\ g$
$250\chi=100$
$\chi=100/250=400/1000=0.4$

問題 29　**200 mg、16 g**
　ラリキシン粉 1 g（= 1,000 mg）の 20% なので
「1,000 mg × 0.2 = 200 mg」となる。
セフアレキシンは 1 回あたり
「40 mg/kg × 体重 5 kg = 200 mg」が必要で、
BID = 1 日 2 回、8 日分だと
「200 mg × 2 回 × 8 日 = 3,200 mg」となる。
ラリキシン粉は 1 g 中セフアレキシン 200 mg が含まれるので、ラリキシン：セフアレキシンとすると、
$$1\text{ g} : 200\text{ mg} = \chi\text{ g} : 3,200\text{ mg}$$
$$200\chi = 3,200$$
$$\chi = 16$$

[用量と処方（調剤）─輸液の計算]
問題 30　**13 秒に 1 滴**
　1 時間に 20 mL 点滴するということは、
1 時間に 20 mL × 60 滴 = 1,200 滴落ちるということ。
1 分間では 1,200 滴 ÷ 60 分 = 20 滴
つまり、60 秒で 20 滴ということ。
60 : 20 = 3 : 1 となり、
3 秒に 1 滴投与すればよい。

問題 31　**1 秒に 1 滴**
　1 時間に必要な点滴量は
「30 mL/kg × 体重 6 kg = 180 mL」。
これは 1 時間に「180 mL × 20 滴 = 3,600 滴」落ちるということなので、1 分間では「3,600 滴 ÷ 60 分 = 60 滴」。
これは 60 秒で 60 滴落ちるということである。

問題 32　**25 滴**
　1 時間では「300 mL ÷ 12 時間 = 25 mL」点滴するということ。1 分間の滴下量は「25 mL（1 時間の点滴量）× 60 滴（1 mL あたり）÷ 60 分 = 25 滴」となる。

問題 33　**1 分あたり 15 滴**
　1 時間あたりの点滴量は「180 mL ÷ 12 時間 = 15 mL」である。この輸液セットは 60 滴で 1 mL となるから 15 mL では「15 × 60 mL = 900 滴」となる。1 時間は 60 分なので 1 分あたりでは「900 ÷ 60 = 15 滴」となる。

[薬に影響を及ぼす要因]
問題 34　③　問題 35　⑤　問題 36　①

CHAPTER 2　神経系に作用する薬(p.50～52)
[麻酔薬]
問題 1　③　問題 2　⑤　問題 3　⑤　問題 4　④
[鎮静薬]
問題 5　④
[抗てんかん薬]
問題 6　③
[自律神経系の薬]
問題 7　④　問題 8　②

CHAPTER 3　抗炎症薬(p.62)
問題 1　⑤　問題 2　④　問題 3　④

CHAPTER 4　循環器・血液系に作用する薬(p.73～74)
[循環器系]
問題 1　⑤　問題 2　③　問題 3　⑤　問題 4　③
[血液系]
問題 5　⑤　問題 6　②

CHAPTER 5　呼吸器系に作用する薬(p.82)
問題 1　②　問題 2　③　問題 3　⑤

CHAPTER 6　泌尿器に作用する薬(p.88)
問題 1　⑤　問題 2　⑤　問題 3　⑤　問題 4　①

CHAPTER 7　消化器系に作用する薬(p.98)
問題 1　⑤　問題 2　②　問題 3　①　問題 4　⑤

CHAPTER 8　ホルモンとホルモン薬(p.109～110)
問題 1　②　問題 2　⑤　問題 3　⑤　問題 4　⑤
問題 5　⑤　問題 6　④　問題 7　③

CHAPTER 9　免疫機能に作用する薬(p.114)
問題 1　③　問題 2　⑤　問題 3　④

CHAPTER 10　病原微生物に対する薬(p.124～125)
問題 1　①　問題 2　③　問題 3　⑤　問題 4　③
問題 5　⑤　問題 6　④　問題 7　②

CHAPTER 11　抗悪性腫瘍薬(p.131)
問題 1　⑤　問題 2　②　問題 3　③

CHAPTER 12　駆虫薬・殺虫薬(p.140)
問題 1　⑤　問題 2　②　問題 3　④　問題 4　⑤

索 引

数字・欧文

Ⅰ～Ⅳ型アレルギー ……………… 111
1型糖尿病 …………………………… 102
5-HT受容体拮抗薬 ………………… 93
5-フルオロウラシル (5-FU) …… 129
6-メルカプトプリン ……………… 129
Ca²⁺感受性増加薬 ………………… 64
Ca²⁺チャネル遮断 ………………… 66
CHOP ………………………………… 128
COP …………………………………… 128
COX-2 …………………………… 43, 59
COX阻害薬 ………………………… 59
CYP …………………… 16, 26, 104
DAVP ………………………………… 87
DLメチオニン ……………………… 87
DNAウイルス ……………………… 116
DNAジャイレース ………………… 118
D-マンニトール …………………… 86
EDTA ………………………………… 70
G1期／G2期 …………………… 127, 128
GTP結合タンパク質連結型 ……… 13
G細胞 ………………………………… 89
H1受容体／H2受容体 …………… 61
H2受容体拮抗薬 ……………… 90, 97
K⁺チャネル遮断 …………………… 66
L-CHOP ……………………………… 128
L-アスパラギナーゼ ………… 128, 129
M作用(ムスカリン様作用) ……… 49
Na⁺チャネル遮断 ………………… 66
Nm受容体／Nn受容体 …………… 48
NSAIDs …………………… 55, 58-60, 70, 91
N作用(ニコチン様作用) ………… 49
RNAウイルス ……………………… 116
TESSALON® ………………………… 78
TNF …………………………………… 55
TXA2 ………………………………… 59
t-プラスミノゲンアクチベータ … 71
T細胞介在性アレルギー ………… 111
α2アドレナリン作動薬 ……… 36, 41
β2受容体遮断 ……………………… 66
β受容体作動薬 ………………… 80, 81
βラクタム系(抗菌薬) ……… 118-120
γ-アミノ酪酸 ……………………… 33
δ受容体／κ受容体／μ受容体
………………………………………… 42

あ行

アイアン101 ………………………… 72
亜鉛水懸濁液 ……………………… 102

悪性腫瘍 …………………………… 126
悪性リンパ腫 ……………………… 129
アクチバシン® ……………………… 71
アクチビン ………………………… 108
アゴニスト(受容体作動薬) ……… 53
アザチオプリン …………………… 112
アザペロン ………………………… 42
亜硝酸薬 ………………………… 13, 66
アストミン® ………………………… 78
アスピリン …… 25, 44, 58, 59, 70, 102
アセチル化 ………………………… 16
アセチルコリン(ACh)
………………… 33, 35, 48, 49, 89, 100
アセチルサリチル酸 ……… 44, 59, 70
アセチルシステイン ……………… 79
アセトアミノフェン …………… 25, 44
アセプロマジン …………………… 41
アゾール系 ………………… 121, 122
アチパメ …………………………… 41
アチパメゾール …………………… 41
アデノーマ ………………………… 126
アテノロール ……………………… 67
アドソルビン® ………………… 86, 94
アドナ® ……………………………… 69
アトニン-o ………………………… 106
アドバンテージ …………………… 138
アトピカ …………………………… 112
アドリアシン® …………………… 129
アドレスタン® …………………… 104
アドレナリン
………… 14, 37, 40, 45-47, 64, 100, 108
アドレナリン拮抗薬／作動薬
…………………………………… 34, 46
アドレナリン受容体 ……………… 45
アトロピン ………………… 12, 36, 49, 138
アトロベント® ……………………… 81
アナフィラキシー
………………………… 26, 61, 112, 129
アニリン誘導体 …………………… 44
アネキセート® …………………… 41
アピナック® ………………………… 65
アプシード® ………………… 119, 137
アプレゾリン® ……………………… 66
アヘンアルカロイド …………… 42, 43
アポモルヒネ ……………………… 92
アミオダロン ……………………… 67
アミカシン ………………………… 119
アミサリン® ……………………… 67
アミトラズ ………………………… 138

アミトリプチリン ………………… 42
アミノグリコシド系 …………… 118-120
アミノ酸抱合 ……………………… 16
アミノフィリン …………………… 81
アミン型ホルモン …………… 99, 100
アムホテリシンB ………… 121, 122
アムロジピン ……………………… 66
アメーバー ………………………… 137
アモキシシリン …………………… 119
アモバルビタール ………………… 40
アラキドン酸合成 ………………… 56
アラセプリル ……………………… 65
アルカロイド(類) ………… 42, 48, 49
アルキル化薬 ……………………… 129
アルキルフェノール系 …………… 38
アルコール ………………………… 26
アルサルミン® …………………… 91
アルダクトン® …………………… 86
アルドステロン …… 65, 84, 104, 108
アルドステロン拮抗薬 …………… 85
アルファキサロン ………………… 38
アルファキサン® ………………… 38
アレスリン ………………………… 138
アレベール® ……………………… 79
アレルギー(過敏症) ……………… 111
アレルギン® ……………………… 61
アレルゲン …………………… 26, 80
アロプリノール …………………… 87
アンカロン® ……………………… 67
アンジオテンシン変換酵素(ACE)
阻害薬 …………………………… 65
アンチセダン® …………………… 41
アンチロープ® …………………… 119
アンドロジェン ……… 104, 105, 108
アンピシリン ……………………… 119
アンフェタミン …………………… 11
アンペック® ……………………… 43
イオンチャネル …………………… 12
イオンチャネル内蔵型 …………… 13
胃潰瘍 ……………………………… 89
胃酸抑制薬 ………………………… 90
イソスポーラ ……………………… 137
イソプリノシン …………………… 112
イソプロテレノール …………… 14, 46
イトブリド ………………………… 93
イトラコナゾール ………… 121, 122
イトリゾール® …………………… 122
犬アデノウイルス2型感染症
…………………………………… 113

索 引

犬コロナウイルス(CCV)感染症
　　　　　　　　　　　　113
犬糸状虫(フィラリア)症
　　　　　　　　　44, 132, 134
犬ジステンパーウイルス(CDV)
　感染症　　　　　　　　　113
犬伝染性肝炎　　　　　　　113
犬パラインフルエンザウイルス
　(CPIV)　　　　　　　　113
犬パルボウイルス(CPV)感染症
　　　　　　　　　　　　113
イヌヒゼンダニ　　　　　　133
犬鞭虫　　　　　　　　　　135
イノシンプラノベクス　　　112
イノバン®　　　　　　　　64
イブプロフェン　　　　44, 59
イプラトロピウム　　　　　81
イベルメクチン　　　　134-136
イベルメック®　　　　　135
イベルメック®PI　　　135, 136
イマニチブ　　　　　　　　130
イミダクロプリド　　　　　138
イミトサイド　　　　　　　136
イミプラミン　　　　　　　42
イミペネム　　　　　　　　119
イムラン®　　　　　　　112
医薬品，医療機器等の品質，有効性
　及び安全性の確保等に関する法律
　　　　　　　　　　　　　11
医薬品インタビューフォーム
　(IF)　　　　　　　　　　8
医薬品情報(DI)　　　　　　8
医療用医薬品添付文書　　　　8
インスリン　　　13, 97, 102, 107
陰性変時作用　　　　　　　64
インターキャット®　　　123
インターフェロン(IFN)　　55
インターロイキン(IL)　　　55
インテバン®　　　　　44, 59
インデラル®　　　　　　67
インドメタシン　　　　44, 59
インドール酢酸誘導体　　　59
インヒビン　　　　　　　　108
インフォームド・コンセント　7
ウインタミン®　　　　41, 92
ウェルメイト®　　　　　119
うっ血性心不全　　　64, 66, 85
ウルソ®　　　　　　　　96
ウルソデオキシコール　　　96
ウロエース®　　　　　　105
ウロキナーゼ　　　　　　　70
ウロナーゼ　　　　　　　　70
エイコサノイド　　　　　　55

エクザール®　　　　　　129
エコハート®チュアブル　135, 136
エストラジオール　　105, 108, 130
エストラーナ®　　　　　130
エストロジェン　　104, 105, 108
エストロン　　　　　　　　105
エースワーカー®　　　　　65
エチルシステイン　　　　　79
エデト酸二ナトリウム　　　70
エーテル　　　　　　　26, 37
エナカルド®　　　　　　65
エナラプリル　　　　　　　65
エナルモン®　　　　　　105
エフェドリン　　　　　26, 47
エフオーワイ®　　　　　97
エポエチンアルファ／ベータ　72
エリスロシン　　　　　　　119
エリスロポエチン　　72, 84, 108
エリスロマイシン　　　　　119
エルゴメトリン　　　　　　106
塩化リゾチーム　　　　　　79
塩酸ケタミン　　　　　　　38
炎症性細胞反応期　　　　　54
炎症の5徴　　　　　　　　54
遠心性神経線維　　　　　　34
エンドキサン®　　　　　129
円葉条虫　　　　　　　　　133
塩類性(浸透圧性)下剤　　　95
エンロフロキサシン　　　　119
黄体形成ホルモン　　　　　107
黄体ホルモン　　　104, 106, 108
嘔吐　　　　　　　　　　　91
桜文エキス　　　　　　　　79
オキシカム系　　　　　　　59
オキシトシン　　　　　106, 107
お薬データベース　　　　　　9
オサテロン　　　　　　　　105
オダイン®　　　　　　　130
オータコイド　　　　　53, 55
オートクリン　　　　　　　53
オノン®　　　　　　　　81
オバホルモン®　　　　　105
オピオイド　　　　　　42, 43
オピオイド作動薬　　　　　94
オピスタン®　　　　　　43
オフロキサシン　　　　　　119
オメプラゾール　　　　　　90
オメプラゾン®　　　　　90
オメプラール®　　　　　90
オルノプロスチル　　　　　91
オルビフロキサシン　　　　119
オンコビン®　　　　128, 129
オンシオール®　　　　　59

か行

疥癬　　　　　　　　　　　133
回虫　　　　　　　　　　　132
カイトリル®　　　　　　93
外部寄生虫　　　　　133, 137-139
界面活性剤　　　　　　　　79
潰瘍治療薬　　　　　　　　89
解離性麻酔薬　　　　　　　38
化学受容器引き金帯(CTZ)
　　　　　　　　　43, 64, 91-93
化学療法　　　　　　　　　127
覚せい剤取締法　　　　　　11
核内受容体　　　　　　　　12
過酸化水素水　　　　　　　92
ガスター®　　　　　　90, 97
ガストリン　　　　　　89, 108
ガストロゼピン®　　　　90
カタレプシー　　　　　　　38
カチーフN®　　　　　　69
家庭用除虫菊　　　　　　　138
カテコールアミン(類)
　　　　　　　35, 45, 46, 63, 100
ガナトン®　　　　　　　93
カナマイシン　　　　　　　119
カーバメート　　　　　　　49
カプトプリル　　　　　　　65
カプトリル®　　　　　　65
カーボン　　　　　　　　　94
カモスタット　　　　　　　97
カリウム保持性利尿薬　　　86
カルシウムチャネル阻害薬　66
カルシトニン　　　　　　　107
カルドメック®チュアブルP
　　　　　　　　　　135, 136
カルパコール　　　　　　　49
カルバゾクロム　　　　　　69
カルバペネム系　　　　119, 120
カルバメート系　　　　　　138
カルプロフェン　　　　　　59
カルボシステイン　　　　　79
カルボプラチン　　　　　　129
カルメロース　　　　　　　95
肝機能改善薬　　　　　　　96
カンジダ症　　　　　　　　121
間質細胞刺激ホルモン　　　107
感受性試験　　　　　　　　118
寒天　　　　　　　　　　　95
期外収縮　　　　　　　　　64
気管支拡張薬　　　　　　　80
気管支喘息　　　　　　　　80
キサンチン誘導体　　　80, 81
キシラジン　　　36, 38, 41, 47, 92
キシロカイン®　　　　40, 67

151

拮抗作用 24	クロルフェニラミン 61	甲状腺腫 101
拮抗薬 14	クロルプロマジン 12, 36, 41, 92	甲状腺ホルモン拮抗薬 101
気道粘液修復薬 79	クロルマジノン 105, 106	甲状腺ホルモン薬 101
気道粘液溶解薬 79	クロロニコチニル系 138	抗真菌薬 10, 115, 121
キニジン 67	クロロマイセチン® 119	合成オピオイド 43
偽薬 25	ケイ酸アルミニウム 86, 94	合成抗菌薬 117, 119
逆流性食道炎 89	劇薬 12	合成糖質コルチコイド 103
求心性神経線維 34	下剤（瀉下薬） 95	抗生物質 117, 119-121
急性循環不全 63	ケタミン 11, 25, 38	合成麻薬 11
吸着薬 94	ケタラール® 38	抗蠕虫薬 134, 135
吸虫 132, 133	血液／ガス係数 37	酵素製剤 79
吸入麻酔薬 35, 37	血液凝固因子 69	酵素誘導 40
吸入法 18	血液凝固系 68	鉤虫 132, 135
狂犬病ウイルス（RV） 113	血液凝固促進薬／抑制薬 69	抗てんかん薬 13, 44
凝集防止薬 70	血液脳関門／血液胎盤関門 15	抗トロンボキサン薬 80, 81
擬葉条虫 133	血管拡張薬 65	抗ヒスタミン薬 61, 80, 90, 93, 97
強心薬 63	血管強化薬 69	抗貧血薬 71, 72
強力ネオミノファーゲンシー® 96	血管透過性亢進期 54	後負荷 65
局所麻酔薬 39	結合型薬物 15	抗不整脈薬 47, 66, 67
巨赤芽球性貧血 72	血小板凝集抑制薬 70	抗プラスミン薬 69
去痰薬 79	血栓溶解薬 70	酵母様真菌 116
キルティックス 138	血糖値 102	硬膜外麻酔 40
キレート 70, 120	ケトアシドーシス 102	抗利尿ホルモン 87, 107
筋弛緩 36	ケトコナゾール 121, 122	抗ロイコトリエン薬 80, 81
禁忌 9	ケトプロフェン 59	コカイン 11, 39
グアネシジン 47	ケナコルト-A® 57	コキシブ系 59
クエン酸ナトリウム 70	解熱鎮痛薬 43	呼吸興奮薬 77
薬の酸解離指数（pKa） 39	ケミカルメディエーター	コクシジウム 134, 137
クッシング症候群 58, 104	54-56, 80, 103, 108	骨格筋型ニコチン受容体 48
クマリン誘導体 70	下痢治療薬（止瀉薬） 93	骨格筋遮断薬 36
グラニセトロン 93	ケーワン® 69	骨髄抑制 60, 120, 129
クラミジア 113, 115, 116	ゲンタマイシン 119	骨肉腫 129
グリシン 33	原虫 116, 120, 133, 134, 137	コデイン 42, 78
グリシン抱合 16	抗悪性腫瘍薬 127	コートリル® 57
グリセオフルビン 25, 122	抗アンドロゲン薬 130	コートロシン® 104
グリセオール® 86	抗ウイルス薬 115, 123	コートン 57
グリセリン 86, 95	抗エストロジェン薬 130	ゴナドトロピン 107, 108
グリチルリチン酸 96	抗炎症薬 55, 103	コビナン® 106
クリプトコッカス症 121	交感神経系 34, 35, 45	コリンエステラーゼ阻害薬 48
グリベック® 130	交感神経作動薬／遮断薬 45, 46	コリンエステル類 48, 49
クリンダマイシン 119	抗菌スペクトル 118	コリン拮抗薬
グルカゴン 97, 107	抗菌薬 117, 129	→抗コリン薬を参照
グルクロン酸抱合 16, 25, 59, 122	抗けいれん薬 41	コリン作動薬 35, 48, 49
グルココルチコイド	抗血栓薬 60	コルチコイド 103
→糖質コルチコイドを参照	抗原 26, 80, 111	コルチコステロイド 103
グルタチオン 96	抗原虫薬 134, 137	コルチゾル 108, 122
グルタミン酸 33, 134	抗コリンエステラーゼ 48, 49	コルチゾン 57
グルトパ 71	抗コリン薬 35, 36, 49, 80, 90, 91	コレシストキニン 108
クレメジン® 86, 94	交差耐性 26, 40	コロニー刺激因子 55
クロニジン 47	甲状腺機能亢進症／低下症 101	コンプライアンス 8
クロミプラミン 42	甲状腺刺激ホルモン 107	
クロラムフェニコール 117, 118, 121	甲状腺刺激ホルモン放出ホルモン 106	

さ行

剤形 ……………………………………… 20
最小肺胞濃度(MAC) …………………… 37
最小発育阻止濃度(MIC) ……………… 118
再生性貧血 ……………………………… 71
サイトカイン ………………………… 53, 55
サイトテック® ………………………… 91
催吐薬 ……………………………… 91, 92
細胞質内受容体 …………………… 12, 99
細胞周期特異薬 ……………………… 128
細胞障害因子 ………………………… 55
細胞傷害型アレルギー ……………… 111
細胞性免疫アレルギー ……………… 111
細胞増殖因子 ………………………… 55
細胞増殖期 …………………………… 54
細胞膜受容体 …………………… 12, 13
サイロキシン ……………………… 101, 107
ザイロリック® ………………………… 87
殺菌 …………………………………… 117
サラゾスルファピリジン ……………… 119
サリチル酸誘導体 ……………… 59, 60
サルファ剤 ………… 102, 118, 119, 134, 137
サルブタモール …………………… 47, 81
サロベール …………………………… 87
サワシリン®
三環系抗うつ薬 ……………………… 42
ザンタック® …………………………… 90
サンディミュン ……………………… 112
ジアゼパム ………………… 13, 36, 41, 44
シアノコバラミン ……………………… 72
ジアミド化合物 ……………………… 138
ジアルジア …………………………… 137
ジェスタージェン ……………… 104, 106
ジエチルカルバマジン ……………… 136
ジエチルスチルベストロール ……… 105
ジギタリス(強心配糖体)
 ……………………………… 21, 64, 85
ジギタリス中毒 ……………………… 64
子宮がん ……………………………… 129
シクロオキシゲナーゼ(COX)
 ………………………………… 43, 58
シクロスポリン ……………………… 112
シクロフォスファミド ………… 128, 129
刺激性下剤 …………………………… 95
ジゴキシン …………………………… 64
ジゴシン® …………………………… 64
自己免疫性疾患 ……………………… 112
止瀉薬 ………………………………… 93
糸状菌(皮膚糸状菌) …………… 116, 121
次硝酸ビスマス ……………………… 94
ジースインプラント® ………………… 106
システイン誘導体 …………………… 79
システック® ………………………… 139

シスプラチン ………………………… 129
雌性ホルモン薬 ……………………… 105
ジチアザニン ………………… 134, 136
シナプス ……………………………… 33
ジノプロスト ………………………… 106
ジヒドロコデイン ………………… 12, 78
ジフェンヒドラミン ……………… 61, 93
ジフルカン® ………………………… 122
ジプロフィリン ……………………… 81
シメチジン …………………… 90, 97
ジメモルファン ……………………… 78
ジモルホラミン ……………………… 77
瀉下薬 ………………………… 93, 95
ジャスタクリン ……………………… 53
臭化カリウム(KBr) ………………… 45
重曹 …………………………………… 90
十二指腸潰瘍 ………………………… 89
十味敗毒湯 …………………………… 79
重量(容積)パーセント ……………… 24
収れん薬 ……………………………… 94
出血性膀胱炎 ………………………… 129
笑気ガス ……………………………… 37
症候性てんかん ……………………… 44
硝酸イソソルビド ……………………… 66
条虫 ………………………… 132, 133
上皮小体ホルモン …………………… 107
初回通過効果 ………………………… 15
植物アルカロイド …………… 128, 129
ショック ……… 45, 47, 57, 63, 104, 134
徐放錠 ………………………………… 21
処方せん医薬品 ……………………… 11
処方(調剤) …………………………… 23
徐脈 …………………………… 49, 66
シラスタチン ………………………… 119
シラミ ………………………………… 133
自律神経系 …………………… 34, 35
ジルチアゼム ………………… 66, 67
侵害受容体反射 ……………………… 42
真菌細胞核 …………………………… 122
真菌症 …………………………… 116, 121
神経型ニコチン受容体 ……………… 48
神経遮断性鎮痛 ……………………… 38
神経遮断薬 …………………………… 41
神経ステロイド系麻酔薬 …………… 38
深在性真菌症 ………………………… 121
心室性不整脈 ………………… 63, 67
浸潤麻酔 ……………………………… 39
腎性貧血 ……………………………… 72
浸透圧利尿薬 ………………… 85, 86
腎毒性 ………………………… 112, 122
心不全 ………………………………… 63
腎不全 ………………………… 65, 85, 94
心不全治療薬 ………………………… 85

心房性ナトリウム利尿ペプチド
 (ANP) ……………………………… 108
膵液分泌抑制薬 ……………………… 97
膵炎 ……………………………… 97, 102
水酸化アルミニウム ………………… 90
水酸化マグネシウム ………………… 90
水分抑制薬 …………………………… 94
スクラルファート …………………… 91
スコポラミン ………………………… 49
ステロイド ………………… 72, 102, 130
ステロイド核 ………………………… 104
ステロイド系抗炎症薬 …… 55, 56, 104
ステロイドホルモン ……… 12, 56, 99
ストレプトマイシン ………… 17, 119
スピロノラクトン ……………………… 86
スルピリド ……………………………… 91
スルファジメトキシン ………… 119, 137
スルファモノメトキシン …… 119, 137
スルフォンアミド類 ………………… 119
スルホニル尿酸類 …………………… 102
静菌 …………………………………… 117
制酸薬(アルカリ性化合物) ……… 90
性腺刺激ホルモン …………………… 107
性腺刺激ホルモン放出ホルモン
 ……………………………………… 106
生体内利用率 ………………………… 15
成長ホルモン放出ホルモン ……… 106
成長ホルモン放出抑制ホルモン
 ……………………………………… 106
制吐薬 ………………………………… 92
性ホルモン ………………… 99, 104
生ワクチン …………………………… 113
ゼオチン® …………………………… 79
セカンドメッセンジャー ……………… 12
脊髄麻酔 ……………………………… 39
セクレチン …………………………… 108
ゼナキル® …………………………… 119
セファゾリン ………………………… 119
セファメジン® ………………………… 119
セファレキシン ……………………… 119
セフィキシム ………………………… 119
セフェム系 ……………………… 117-120
セフォタキシム ……………………… 119
セフスパン® ………………………… 119
セボフルラン ………………………… 37
セボフレン …………………………… 37
セラクタール® ……………………… 41, 92
セラトロダスト ……………………… 81
セラメクチン ………………………… 136
セルシン ……………………………… 41
セルベックス® ……………………… 91
セレニア® …………………………… 93
セロトニン ………………… 33, 42, 55

線維肉腫	126
腺癌	129
腺腫	126
全身麻酔薬	35
線虫	132
蠕虫	132
センナ	95
前負荷	65
線溶系	68
即時型アレルギー反応	111
阻止円	118
組織耐性	26
素錠	21
ソセゴン	43
ソマトスタチン	106, 107
ソムノペンチル®	39
粗面小胞体	99
ソルビー®錠	135

た行

第Ⅰ（Ⅱ）相反応	16
ダイアジノン	138
体液性免疫	111
ダイオウ	95
代謝拮抗薬	129
代謝耐性	26
対症療法	10, 60
耐性	26, 40
体性神経系	33, 34
大腸バランチヂウム	137
ダイメトン®	119, 137
タイロシン	119
ダウンレギュレーション	26, 63
タガメット®	90, 97
タキフィラキシー	26
タケプロン®	90
タチオン®	96
脱感作	26
ダニ類	133
ダミードラッグ	25
タモキシフェン	130
ダラシン®	119
タリビット®	119
炭酸水素ナトリウム	87, 90
炭酸脱水酵素	84
タンナルビン	94
タンニン酸	94
タンパク分解酵素阻害薬	97
チアジド系利尿薬	85, 87
チアマゾール	94
チアミラール	38
チオペンタール	12, 25, 39
致死量	23

チスタニン®	79
チスボン®	41
チチナ®	69
チトクローム P450	16, 26, 40
チトゾール®	36, 39
チニダゾール	134, 137
中時間型睡眠薬	40
注射麻酔薬	25, 35, 38
中枢神経系	33
中枢性催吐薬	92
中毒量	23
腸肝循環	16
長時間型睡眠薬	40
腸溶錠	17, 21
直腸内投与	19
チラーヂン®S	102
チロキサポール	79
チロキシン（T4）	101, 107
チロシン	45
チロシンキナーゼ型	13
チロナミン®	102
鎮咳薬	78
鎮静薬	36, 40
鎮痛薬	42
壺型吸虫	133
ツボクラリン	12, 36
低カリウム（K）血症	64, 85
ディビゲル®	130
テオドール®	81
テオフィリン	81
テオロング®	81
デカドロン®	57
デキサメタゾン	57, 103
デキストラン鉄	72
デキストロメトルファン	78
適用外使用	8
テストステロン	105, 108
デスモプレシン	87
デソパン®	104
鉄欠乏性貧血	72
テトラコサクチド	104
テトラサイクリン	117-120
テノーミン®	67
テプレノン	91
テモカプリル	65
テラプチク®	77
デルクリアー®	94
テルブタリン	81
テルペラン®	91, 93
デルポステロン®	106
電解質コルチコイド	84, 104, 108
伝達麻酔	39
天然麻薬	11

糖質コルチコイド	56, 57, 103, 104, 108
糖尿病	102
動物用医薬品	11
動揺病	92
糖類下剤	95
ドキサプラム	77
ドキシサイクリン	119
トキソプラズマ	137
ドキソルビジン	128, 129
ドグマチール®	91
毒薬	12
トコン	92
ドパミン	45, 64
ドパミン受容体拮抗薬	91, 93
ドブタミン	47, 64
ドブトレックス®	64
トブラマイシン	119
ドプラム®	77
ドミトール®	41, 92
トラセミド	85
トラネキサム酸	69, 92
ドラメクチン	134, 135
トランサミン®	69, 92
トリアムシノロン	57
トリアムテレン	86
トリクロルホルン	138
トリコモナス	137
トリテレン®	86
トリブリッセン®	119
トリメトプリム	119
トリヨードチロニン（T3）	101, 107
トリロスタン	104
トルブタミド	102
ドルベネ®	41, 92
ドルミカム®	41
トレミフェン	130
ドロペリドール	38, 42
ドロレプタン®	42
ドロンシット®	135
ドロンタール®	135
トロンビン	69
トロンボキサン（TX）	55, 56, 80
ドンペリドン	91, 93

な行

ナイスタチン	121, 122
内部寄生虫駆虫薬	134
ナウゼリン®	91, 93
ナロキソン	43
ニキビダニ	133
肉腫	126, 129

索 引

ニコチン様作用 …………………… 48
ニゾラール® ……………………… 122
ニトラゼパム …………………… 41, 44
ニトログリセリン ……………… 19, 66
ニトロ製剤 ………………………… 13
ニトロダーム® …………………… 66
ニトロール® ……………………… 66
ニフェジピン ……………………… 66
日本薬局方 ………………………… 11
ニューキノロン類 ……… 60, 118, 119
ニュートライド …………………… 85
ニューロキニン受容体拮抗薬 …… 93
ニューロレプト麻酔 ……………… 38
尿アルカリ化薬 …………………… 87
尿細管再吸収 ……………………… 84
尿酸性化薬 ………………………… 87
尿酸生成抑制薬 …………………… 87
尿毒素治療薬 ……………………… 86
尿崩症治療薬 ……………………… 87
妊馬血清性ゴナドトロピン ……… 108
ネオスチグミン …………………… 49
ネオフィリン® …………………… 81
ネコインターフェロン ………… 123
猫ウイルス性鼻気管炎 ………… 113
猫カリシウイルス（FCV）感染症
 ……………………………………… 113
猫クラミジア症 ………………… 113
ネコショウコウセンコウ
 ヒゼンダニ …………………… 133
猫白血病ウイルス（FeLV）感染症
 ……………………………………… 113
猫パルボウイルス（FPL） ……… 113
猫汎白血球減少症 ……………… 113
猫ヘルペスウイルス（FVR） …… 113
ネフガード ………………………… 86
粘滑性下剤 ………………………… 95
粘膜投与 ………………………… 17, 19
粘膜保護薬 ………………………… 91
ノミ ……………………………… 133
乗り物酔い ………………………… 92
ノルアドレナリン（NA）
 ……………………… 34, 35, 45-47, 100
ノルバスク® ……………………… 66
ノルバデックス® ……………… 130
ノンコンプライアンス ……………… 8

は行

肺水腫 …………………………… 66, 85
バイトリル® …………………… 119
肺胞伸展受容器 …………………… 77
バキソ ……………………………… 59
白癬 ……………………………… 121
バセトシン® …………………… 119
バソトップ® ……………………… 65
バソプレシン ………… 11, 84, 87, 107
バソラミン® ……………………… 69
バソレーター® …………………… 66
麦角アルカロイド ……………… 106
発がん性 ………………………… 127
白金化合物 ……………………… 129
パナメクチン® …………………… 135
パナメクチン®チュアブル …… 135
バファリン ………………………… 44
パラクリン ………………………… 53
パラソルモン …………………… 107
パラプラチン …………………… 129
バルビツール酸系 ………………… 13
バルビツール酸誘導体 ……… 38, 40
バルビツレート ………… 38, 40, 44
ハロタン …………………………… 37
ハロペリドール ……………… 36, 42
半合成麻薬 ………………………… 11
バンコマイシン ………………… 119
半数致死量（LD$_{50}$） …………… 12
非カテコールアミン ……………… 46
ビクタス® ……………………… 119
非再生性貧血 ……………………… 71
非上皮性腫瘍 …………………… 126
ヒスタミン ………… 42, 55, 60, 80, 89
ヒスタミン受容体（拮抗薬） …… 61
非ステロイド系抗炎症薬
 ………………………………… 55, 58, 80
ヒゼンダニ類 …………………… 133
ビソルボン ………………………… 79
ビタミン B$_{12}$ …………………… 72
ビタミン K ……………………… 69
ビダントイン誘導体 ……………… 44
ヒト絨毛性ゴナドトロピン …… 108
ヒドララジン ……………………… 66
ヒドロクロロチアジド …………… 85
ヒドロコルチゾン ………………… 57
ビブラマイシン® ……………… 119
ピペラジン ……………………… 135
ヒマシ油 ………………………… 95
非麻薬性オピオイド鎮痛薬 …… 43
非麻薬性鎮咳薬 ………………… 78
肥満細胞腫［犬］……………… 130
非ミクロソーム ………………… 16
ピモベハート® …………………… 64
ピモベンダン ……………………… 64
表在性真菌症 …………………… 121
表面麻酔 …………………………… 39
ピランテル ………………… 134, 135
ピリナジン® ……………………… 44
ピリプロキシフェン …………… 139
ピリミジン代謝拮抗 …………… 129
ヒルビナ® ………………………… 93
ピレスリン ……………………… 138
ピレスロイド系 ………………… 138
ピレチア® ………………………… 61
ピレンゼピン ……………………… 90
ピロカルピン ……………………… 49
ピロキシカム ……………………… 59
ビンクリスチン ………… 128, 129
貧血 ………………………………… 71
ビンブラスチン ………… 128, 129
頻脈 ………………………………… 66
ファモチジン ………………… 90, 97
ファンギゾン® ………………… 122
フィゾスチグミン ………………… 49
フィブリノーゲン ………………… 69
フィプロニル …………………… 138
フィラリア（犬糸状虫）症
 ………………………………… 44, 132, 134
フィロコキシブ …………………… 59
フェアストン® ………………… 130
フェニトイン ……………………… 45
フェニトロチオン ……………… 138
フェニルピラゾール系 ………… 138
フェニレフリン …………………… 47
フェノキシベンザミン …………… 47
フェノチアジン誘導体 ……… 41, 92
フェノバルビタール … 12, 26, 40, 44
フェバンテル …………………… 135
フェロベリン® …………………… 94
フェンタニル ……………… 11, 38, 43
フェンベンダゾール …………… 135
フオイパン® ……………………… 97
フォートレオン® ……………… 138
フォリアミン ……………………… 72
フォルテコール® ………………… 65
フォーレン ………………………… 37
不活化ワクチン ………………… 113
腹腔内投与（IP） …………… 18, 19
副交感神経系 ……………………… 35
副交感神経作動薬 …………… 35, 48
副交感神経遮断薬 …………… 36, 49
 →抗コリン薬も参照
副作用 ……………………………… 14
副腎機能不全症 ……………… 58, 103
副腎皮質機能亢進症 …………… 104
副腎皮質機能低下症 …………… 104
副腎皮質刺激ホルモン
 ……………………… 58, 100, 103, 107
副腎皮質刺激ホルモン放出
 ホルモン ………………… 100, 106
副腎皮質ホルモン …… 99, 103, 112
腹水 ………………………………… 66
服薬指導 …………………………… 7

浮腫	64, 85	
ブスコパン®	90, 94	
不整脈	64, 66	
ブチルスコポラミン臭化物	90, 94	
ブチロフェノン誘導体	42	
ブトキサミン	47	
ブトルファノール	36, 38, 41, 43, 78	
ブプレノルフィン	43	
ブラジキニン	42, 43	
プラジクアンテル	134, 135	
フラジール®	137	
プラセボ効果	25	
プラゾシン	45, 47	
プラリドキシム（PAM）	49, 138	
フランドル®	66	
ブランルカスト	81	
ブリカニール®	81	
ブリプラチン®	129	
プリン代謝拮抗	129	
プリンペラン®	91, 93	
フルオシノロン	57	
フルオロキノロン類	119	
フルコート®	57	
フルコナゾール	122	
フルタミド	130	
フルドロコルチゾン酢酸塩	104	
ブルフェン®	44, 59	
フルマゼニル	41	
フルメタ®	57	
ブレオ®	129	
ブレオマイシン	128, 129	
プレドニゾロン	57, 72, 103, 128, 130	
プレドニン®	57, 72	
プレビコックス®	59	
プレペノン®	43	
プロカイン	39, 40	
プロカインアミド	67	
プログラム®	139	
プロジェステロン	108	
プロジフ®	122	
プロスタグランジン F2α	106	
プロスタグランジン（PG）	42, 43, 55, 56, 80, 108	
プロスタグランジン製剤	91	
プロスタール®	105	
フロセミド	85	
フローセン	37	
プロデック®	87	
プロドラッグ	65	
プロトンポンプ阻害薬	90	
プロナルゴン®F	106	
プロニカ®	81	

プロピオン酸誘導体	59	
プロピルチオウラシル	101	
プロプラノロール	47, 67	
プロポクスル	138	
プロポフォール	36, 38	
ブロムヘキシン	79	
ブロマジン	61, 93	
プロラクチン	106, 107	
プロリゲストン	106	
フロリネフ®	104	
フロントラインプラス®	138	
分子標的薬	128, 130	
糞線虫	132	
分離不安症	42	
ペースメーカー	66	
ベタネコール	12, 49	
ベタメタゾン	57	
ペチジン	43	
ベトメディン®	64	
ベトルファール®	43, 78	
ベナゼプリル	65	
ペニシリン	117-120	
ベネトリン®	81	
ヘパリン	70	
ペプシノーゲン	89	
ペプシン	89	
ペプチドホルモン	99	
ベラパミル	67	
ヘーリング・ブロイエル反射	77	
ヘルベッサー®	66, 67	
ベルベリン	94	
ベルメトリン	138	
ヘルラート®	66	
ヘロイン	11	
変異原性	127	
ベンジルペニシリン	119	
ベンゾジアゼピン	13, 38, 41, 44	
ベンゾナテート	78	
ペンタゾシン	43	
ベンツイミダゾール系	134, 135	
ペントバルビタール	39	
ヘンレのループ	83	
膀胱がん	129	
膨張性下剤	95	
ボスミン®	40, 64	
ボーマン囊	83	
ホメオスタシス	53	
ポララミン®	61	
ポリエン系抗真菌薬	121, 122	
ホリゾン®	41	
ホルモン作用	56	
ホルモン類	130	

ま行

マイコトキシン症	116	
マイコプラズマ	115, 116	
膜安定化作用	39	
マクロライド系	118-120, 134, 135	
麻酔前投与薬	35	
マダニ類	133	
末梢神経系	33	
末梢性催吐薬	92	
末梢性鎮咳薬	78	
麻薬	11, 38	
麻薬及び向精神薬取締法	11	
麻薬性オピオイド鎮痛薬	42	
麻薬性鎮咳薬	78	
マラソン	138	
マラチオン	49, 138	
マルボフロキサシン	119	
マーロックス®懸濁用配合顆粒	90	
マロピタント	93	
ミクロソーム	16	
ミソプロストール	91	
ミタゾラム	41	
ミトタン	104	
ミネラルコルチコイド	103	
ミノサイクリン	119	
ミノファーゲンシー®	96	
ミノマイシン®	119	
耳ダニ	133	
ミミヒゼンダニ	133	
ミラドール®	91	
ミルベマイシンA	135, 136	
ミルベマイシンオキシム	134-136	
ムコダイン®	79	
ムコフィリン®	79	
ムスカリン受容体	48	
ムスカリン受容体拮抗薬	49, 90	
ムスカリン様作用	48	
メイロン®	87	
メゲステロール	106	
メジコン®	78	
メストラノール	105	
メソトレキセート®	129	
メタカム®	59	
メタンフェタミン	11	
メチオニン	87	
メチシリン	119	
メチシリン耐性黄色ブドウ球菌（MRSA）	117	
メチマゾール	101	
メチリジン	135	
メチルシステイン	79	
メデトミジン	36, 38, 41, 47, 92	

索引

メトクロプラミド ……… 91, 93	有効量 …………………… 23	硫酸抱合 ………………… 16
メトトレキサート ……… 60, 128, 129	雄性ホルモン ………… 104, 105, 108	硫酸ナトリウム ………… 95
メトプレン ……………… 139	雄性ホルモン拮抗薬 …… 105	硫酸マグネシウム ……… 95
メトプロロール ………… 47	遊離型薬物 ……………… 15	流動パラフィン ………… 95
メドロキシプロジェステロン … 106	溶血性貧血 ……………… 72	良性腫瘍 ………………… 126
メトロニダゾール ……… 134, 137	葉酸 ……………………… 72	リラキシン ……………… 108
メラトニン ……………… 100, 107	葉酸拮抗薬 …………… 119, 134, 137	リンコサミド系 ……… 119, 121
メラニン細胞刺激ホルモン … 107	葉酸代謝拮抗 …………… 129	リン酸コデイン ………… 78
メラルソニン …………… 136	陽性変力作用 …………… 64	リン酸ジヒドロコデイン … 78
メルカゾール® ………… 101	幼虫発育阻止薬(IGR) … 137	リンデロン® …………… 57
メレンゲステロール …… 106	腰椎麻酔 ………………… 39	リンパ性白血病 ………… 129
メロキシカム …………… 59	用量 ……………………… 23	ルフェヌロン …………… 139
免疫介在性貧血 ………… 72	抑制作用 ………………… 14	ルプラック® …………… 85
免疫増強薬 ……………… 26	ヨード ………………… 14, 15	ループ利尿薬 ………… 64, 85
免疫複合体介在性アレルギー … 111	ヨヒンビン ……………… 47	レスタミン® ………… 61, 93
免疫抑制薬 …………… 104, 112		レスメトリン …………… 138
毛包虫 …………………… 133	**ら行**	レセルピン ……………… 47
モキシデクチン ……… 134-136	ラキサトーン …………… 95	レダコート® …………… 57
モキシデック® ………… 136	ラクツロース …………… 95	レナデックス® ………… 57
モキシハートタブ® …… 136	ラシックス® …………… 85	レニン ………………… 84, 108
モニラック® …………… 95	ラニザチジン …………… 90	レバミゾール ………… 134, 135
モノアミン ……………… 26	ラニチジン ……………… 90	レプトスピラ症 ………… 113
モメタゾン ……………… 57	ラボナール® …………… 39	レペタン® ……………… 43
モルヒネ ……………… 11, 14, 42, 43	ラミプリル ……………… 65	レボチロキシンナトリウム水和物 ……………………… 102
モルヒネ拮抗薬 ………… 43	ラリキシン® …………… 119	
問題行動治療薬 ………… 42	ランゲルハンス島 …… 97, 102	レボリューション® …… 136
	卵巣がん ………………… 129	ロイケリン® …………… 129
や行	ランソプラゾール ……… 90	ロイコトリエン(LT) … 55, 56
薬剤感受性試験 ………… 118	ランブル鞭毛虫 ………… 137	ロイナーゼ® …………… 129
薬剤情報提供書 ………… 8	卵胞刺激ホルモン ……… 107	ロベナコキシブ ………… 59
薬剤耐性菌 ……………… 117	卵胞ホルモン ……… 104, 105, 108	ロペミン® ……………… 94
薬物アレルギー ………… 26	リオチロニンナトリウム … 102	ロペラミド ……………… 94
薬物相互作用 …………… 24	リケッチア …………… 115, 116	
薬物代謝酵素 …………… 40	利胆薬 …………………… 96	**わ行**
薬物耐性 ………………… 117	リドカイン …………… 40, 67	ワクチン製剤 …………… 113
薬用炭 ………………… 86, 94	リニメント剤 …………… 22	ワセリン ………………… 95
薬用量 …………………… 23	利尿薬 ………………… 63, 85, 102	ワソラン® ……………… 67
薬機法 …………………… 11	リポコルチン …………… 56	ワーファリン …………… 70
有機ヒ素化合物 ……… 134, 136	リボゾーム ……………… 116	ワルファリン ………… 60, 70
有機リン化合物 ………… 49	リマダイル® …………… 59	
有機リン系 ……………… 138	硫化鉄 …………………… 72	

※日本で商標登録されている薬には®を付記しています。
®が付かない商品名もあります。
商品名は2016年7月現在のものです。

おわりに

　本書は、動物看護専門学校の薬理学講義を行う際のレジュメがベースとなっています。獣医学生のときも、国家試験の前も、獣医師として臨床にあたるようになってからも、何度もまとめ直し、練り上げてきたものです。従来の薬理学の教科書の「目次」だけを抜き出し、そこに該当する薬の名前を加え、短く解説を補ったようなシンプルなつくりですが、実はこの形式が最も頭に入りやすいのです。

　獣医療では人用の医薬品に加え動物用医薬品も取り扱うため、その数は膨大です。そのうえ、ほんの10数年前と比べても新しい商品をたくさん見るようになりました。このように多くの薬についての知識を整理し、臨床の現場で活用するにあたって最適なのが、「薬が作用を及ぼす器官・対象」ごとの分類です。本書の章立ても、この分類に沿った12項目となっています。新しい薬や知らない薬に出会った際、本書を開いてみてください。どのCHAPTERにあてはまる薬なのかを意識することで、バラバラの知識の森で迷子になることなく、系統立てて理解することができるでしょう。薬の作用機序など詳しい解説は薬理学や生理学の成書に委ねるとして、本書では獣医臨床で登場する薬を表や箇条書きの形でコンパクトに整理し、学生の皆さんのまとめ用としても、臨床現場での参照用としても堪え得るハンディな本をめざしました。頭の中がすっきりと整理された薬品棚となるよう、本書をお役立てください。

　末尾になりましたが、このたび監修者としてご指導いただきました金田剛治先生に御礼申し上げますとともに、本書作成の機会を与えていただき、「いいものをつくりましょう」と励ましてくださった緑書房の森田 猛社長、そして、さまざまなご迷惑をおかけしたにもかかわらずご尽力くださった編集部の大谷裕子氏、出川藍子氏に心から感謝いたします。

2016年7月

平野郷動物診療所
八木久仁子

監修者
金田　剛治（かねだ　たけはる）
日本獣医畜産大学（現 日本獣医生命科学大学）獣医畜産学部獣医学科卒業、同大学大学院獣医学研究科博士課程修了。獣医師、博士（獣医学）。動物病院勤務を経て、現在、日本獣医生命科学大学 獣医学部 基礎獣医学部門 形態機能学分野 准教授。獣医学科と獣医保健看護学科において薬理学と毒性学の教育に従事。専門は平滑筋薬理学。

著　者
八木久仁子（やぎ　くにこ）
上智大学法学部、大阪府立大学農学部卒業。獣医師。主宰する平野郷動物診療所では、のら猫を安全に捕獲（trap）し、避妊・去勢（neuter）手術をしてもとの場所に戻す（return / release）TNR に取り組んでいる。動物看護専門学校で講師を務めるほか、動物殺処分とのら猫問題についての講演活動も行っている。

参考文献
1) Webster, C. R. L.（著）、小久江栄一・下田　実（監訳）．図解動物臨床薬理学．インターズー．2003.
2) 浅利昌男・大石元治（監修）．ビジュアルで学ぶ 伴侶動物解剖生理学．緑書房．2015.
3) 池田輝雄・小川謙司・松本安喜（監修）．獣医免疫学．緑書房．2015.
4) 岡野定輔・高橋威夫（編）．新・薬剤学総論，改訂第5版．南江堂．1997.
5) 尾崎　博ほか．小動物の薬理学．オーム社．2010.
6) 栗山欣弥（監修）．コメディカルの薬理学．廣川書店．1996.
7) 大地陸男．生理学テキスト，第4版．文光堂．2003.
8) 田中千賀子・加藤隆一．NEW 薬理学，改編第6版．南江堂．2011.
9) 日本比較薬理学・毒性学会（編）．獣医薬理学．近代出版．2013.
10) 森本雍憲ほか．新しい図解薬剤学，改訂第3版．南山堂．2003.

図の出典

	図	出　典	
p.34	図 2-2　脳の模式図	文献 2)	松井利康．図 9-3c，p.164.
p.35	図 2-3　交感神経と副交感神経	文献 2)	松井利康．図 9-12，p.175.
p.75	+ column　血球細胞の発生	文献 3)	小川謙司．図 1-1，p.27.
p.83	図 6-1　ネフロンの模式図	文献 2)	大石元治．図 6-6，p.111.

犬と猫の臨床薬理ハンドブック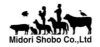

2016年9月10日 第1刷発行

| 監 修 者 ……… 金田剛治
| 著   者 ……… 八木久仁子
| 発 行 者 ……… 森田 猛
| 発 行 所 ……… 株式会社緑書房
　　　　　〒103-0004
　　　　　東京都中央区東日本橋2丁目8番3号
　　　　　TEL 03-6833-0560
　　　　　http://www.pet-honpo.com

編   集 ……… 大谷裕子、出川藍子
カバーデザイン …… メルシング
印刷・製本 ……… アイワード

© Takeharu Kaneda, Kuniko Yagi
ISBN 978-4-89531-280-6   Printed in Japan
落丁、乱丁本は弊社送料負担にてお取り替えいたします。

本書の複写にかかる複製、上映、譲渡、公衆送信（送信可能化を含む）の各権利は株式会社緑書房が管理の委託を受けています。

[JCOPY] 〈（一社）出版者著作権管理機構 委託出版物〉
本書を無断で複写複製（電子化を含む）することは、著作権法上での例外を除き、禁じられています。本書を複写される場合は、そのつど事前に、（一社）出版者著作権管理機構（電話 03-3513-6969、FAX03-3513-6979）、e-mail：info@jcopy.or.jp）の許諾を得てください。
また本書を代行業者等の第三者に依頼してスキャンやデジタル化することは、たとえ個人や家庭内の利用であっても一切認められておりません。